U0292460

临床常见皮肤疾病预防与诊治

刘　影　等主编

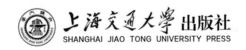
上海交通大学出版社
SHANGHAI JIAO TONG UNIVERSITY PRESS

内容提要

　　本书结合皮肤病治疗与研究的新进展，阐述了现代皮肤病的预防与诊治。首先概括性地讲解了皮肤的结构与功能，为读者搭建出皮肤系统的整体框架；其次讲述了皮肤病诊断、防控的基础理论，体现出疾病预防与治疗并重的理念；接着从致病因素出发，简明扼要地介绍了病毒性、细菌性、真菌性等不同类型皮肤病的诊断要点和治疗方案。本书内容重点突出，易学、易懂，实用性强，适合广大医师及医学生参考阅读。

图书在版编目（CIP）数据

　　临床常见皮肤疾病预防与诊治 / 刘影等主编. --上
海 : 上海交通大学出版社，2021
　　ISBN 978-7-313-25398-9

　　Ⅰ．①临… Ⅱ．①刘… Ⅲ．①皮肤病－预防（卫生）②
皮肤病－诊疗 Ⅳ．①R751

　　中国版本图书馆CIP数据核字（2021）第187308号

临床常见皮肤疾病预防与诊治

LINCHUANG CHANGJIAN PIFU JIBING YUFANG YU ZHENZHI

主　　编：刘　影　等
出版发行：上海交通大学出版社　　　　　地　　址：上海市番禺路951号
邮政编码：200030　　　　　　　　　　　电　　话：021-64071208
印　　制：广东虎彩云印刷有限公司
开　　本：710mm×1000mm 1/16　　　　　经　　销：全国新华书店
字　　数：235千字　　　　　　　　　　　印　　张：13.5
版　　次：2023年1月第1版　　　　　　　插　　页：2
书　　号：ISBN 978-7-313-25398-9　　　　印　　次：2023年1月第1次印刷
定　　价：198.00元

版权所有　侵权必究
告读者：如发现本书有印装质量问题请与印刷厂质量科联系
联系电话：010-84721811

编 委 会

主 编

刘 影 李 霞 尹 波

高 鹏 程 雯

副 主 编

唐红利 杨 竞 胡有权

聂建巍 郑 莉 李山林

编 委（按姓氏笔画排序）

尹 波 朱萍萍 刘 影

李 霞 李山林 李姝文

杨 竞 郑 莉 胡有权

聂建巍 高 鹏 唐红利

程 雯

前言
Foreword

　　皮肤作为人体的第一道生理防线和最大的器官,时刻参与着机体的功能活动,维持着机体和自然环境的对立统一,同时,机体的异常情况也可以在皮肤表面反映出来。皮肤具备着近乎完美的生理保护功能,如屏障作用、感觉作用、体温调节作用、吸收作用、分泌和排泄作用等,对机体健康的维护十分重要。现在,随着人们生活节奏的加快、饮食结构的变化,加之气候与环境的改变,皮肤病的发病率持续增长,因此,临床医师只有不断地学习新知识,才能对常见、多发性皮肤病做出快速诊断和治疗,减轻患者的病痛。

　　然而,人们对生活质量的要求日益提高,对自身的皮肤问题越来越重视;且皮肤病的患病率、复发率高,许多皮肤病顽固缠绵,严重影响着患者的身体健康,甚至引起人们的恐慌和社会对皮肤病患者的歧视。所以,当代临床医师的使命不断外延,不仅要做到传统意义上的治病救人,而且还要做预防与治疗并重,提升患者的生活质量。由此,我们以目前临床常用的诊治方法为基础,结合自身临床实践经验,集思广益,编写了这本《临床常见皮肤疾病预防与诊治》,指出了如何避开误区,更好地防控和治疗皮肤病。

　　本书首先简要介绍了皮肤的结构与功能,帮助读者建立皮肤病治疗的理论基础框架;其次,从皮肤病的症状、基本损害和病理改变等方面入手,对皮肤病的诊断进行了较为全面、系统的分析;然后,概括性地讲述了皮肤病的防控,希望可以提高医师对疾病防控的意识;最后,我们针对疾病的检查、诊断、鉴别诊断和治疗进行分析和讨论,阐述了病毒性、细菌性和真菌性等各类皮肤病诊治。全书紧扣临床,简明实用,对于皮肤科医务工作者处理相关问题具有一定的参考价值。

在编写过程中,我们力求内容准确,文字简练,参考了国内近年皮肤病医学相关文献,尽可能地为读者呈此领域知识的精华。然而,由于我们的知识和经验有限、皮肤病研究的发展日新月异,本书的内容无疑会存在不足之处,希望读者不吝赐教,使本书日臻完善。

《临床常见皮肤疾病预防与诊治》编委会
2021 年 3 月

目 录
Contents

第一章 皮肤的结构与功能

第一节 皮肤表面

皮肤被覆于体表,与外界环境直接接触。皮肤与口腔、鼻、尿道口、阴道口、肛门等体内管腔表面的黏膜移行连接,构成闭合系统,维持人体内环境的稳定。皮肤表面并不完全平滑,其上纵横着大量的沟纹网络。这些深浅不一的沟纹被称为皮沟,皮沟之间的细长隆起称为皮嵴。较深的皮沟将皮肤表面划分成菱形或多角形的微小区域,称为皮野。外泌汗腺开口于皮嵴上,表现为小的凹点。皮沟走向依体表部位而异,称为皮纹图案。指(趾)末节屈侧的皮沟、皮嵴平行排列,并构成特殊的涡纹状图样,称为指(趾)纹,其图案由遗传因素决定,个体间存在差异。有些皮肤病的皮疹具有特征性的线条分布倾向,典型的如表皮痣,这些虚拟的、按一定规律排布的线条被称为斑氏线(图 1-1),斑氏线被认为与胚胎发育过程中细胞克隆分化的伸展方向有关。

皮肤是人体最大的器官,其重量约占人体体重的 16%;成人皮肤平均总面积约为 1.5 m^2,新生儿约为 0.21 m^2。由外及内,皮肤由表皮、真皮和皮下组织(也称皮下脂肪层)3 层构成。如不包括皮下组织,皮肤的厚度为 0.5～4.0 mm。皮肤厚度在不同个体、年龄和部位可有一定差异。眼睑、外阴、乳房的皮肤最薄,厚度约为 0.5 mm;掌跖部位皮肤最厚,可达 3～4 mm。表皮厚度平均约为 0.1 mm,但掌跖部位的表皮可达 0.8～1.4 mm。真皮的厚度一般为 1～2 mm,不同部位差异也很大,眼睑处较薄,约为 0.6 mm;背部和掌跖部位较厚,可达 3 mm 以上。皮下脂肪组织在腹部和臀部较厚,在鼻部和胸骨外皮肤处很薄。此外,皮肤含有丰富的血管、淋巴管、神经、肌肉以及各种皮肤附属器,如毛发、皮脂腺、汗腺和甲等。

1

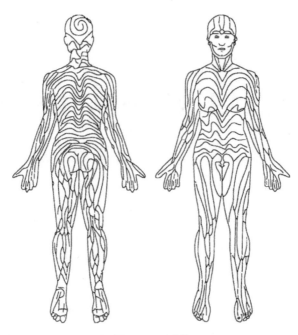

图1-1 斑氏线

　　掌跖、指趾屈面及其末节伸面、唇红、乳头、龟头、包皮内侧、小阴唇、大阴唇内侧、阴蒂等部位皮肤没有毛发,称为无毛皮肤;其他部位皮肤均有长短不一的毛发,称为有毛皮肤。除口唇、外阴、肛门等皮肤-黏膜交界处皮肤,还可将皮肤大致分为有毛的薄皮肤和无毛的厚皮肤两种类型。前者被覆身体大部分区域;后者分布于掌跖和指(趾)屈侧面,具有较厚的摩擦嵴,能耐受较强的机械性摩擦。

　　人体皮肤的颜色从黑褐色至粉白色不等。有4种生物色素影响皮肤颜色,即褐色的黑素、红色的氧合血红蛋白、蓝色的还原血红蛋白和黄色的胡萝卜素及胆色素。皮肤颜色也受皮肤粗糙程度、水合程度等因素的影响,但决定皮肤颜色的主要因素是由黑素细胞合成的黑素。

第二节　表　皮

　　表皮属于复层鳞状上皮,主要由两大类细胞构成,即角质形成细胞和树突状细胞,后者包括黑素细胞、朗格汉斯细胞和梅克尔细胞。角质形成细胞具有细胞间桥及丰富的胞质,用苏木精-伊红染色(HE染色)即可着色;树突状细胞需要特殊染色或组织化学方法,甚至电镜下才能被识别。此外,表皮内还有极少数的淋巴细胞,表皮借基底膜带与真皮相连接。

一、角质形成细胞

角质形成细胞由外胚层分化而来,是表皮的主要细胞成分,占表皮细胞总数的80%以上。角质形成细胞在分化过程中可产生角蛋白。角蛋白是一组中间丝蛋白,分布于所有上皮细胞(包括角质形成细胞),作为细胞骨架维系着细胞的结构。角蛋白分为Ⅰ型(酸性)和Ⅱ型(中性或碱性),两型角蛋白配对结合。细胞类型、组织类型、发育及分化阶段和疾病状态等因素决定了哪种角蛋白被表达。根据角质形成细胞的分化阶段和特点可将表皮分为4层,由深至浅分别为基底层、棘层、颗粒层和角质层。在掌跖处,颗粒层与角质层之间还可见透明层。

(一)基底层

基底层位于表皮底层,由一层圆柱状细胞构成,其中包括表皮干细胞。基底层细胞排列整齐,呈栅栏状,细胞长轴与表皮-真皮交界线垂直。基底层的细胞胞质呈嗜碱性,胞核卵圆形,核仁明显,核分裂象较常见。电镜下可见胞质内有许多走向规则的张力细丝,直径约5 nm,常与表皮垂直。基底层角质形成细胞表达角蛋白K5/K14。基底层细胞底部借半桥粒与基底膜带相附着,借助桥粒形成细胞-细胞间的连接,借助缝隙连接形成细胞间的信息联系。

基底细胞内含有黑素,其含量与皮肤的颜色相关。白皮肤的人基底细胞内仅含少量黑素颗粒;而晒黑或黑皮肤的人,其基底细胞内有大量黑素颗粒。通常黑素颗粒主要位于基底细胞核的上方,聚集或呈帽状排列;当数量较多时,可散布于胞质中。

角质形成细胞从基底层细胞开始分裂、分化成熟,并最终从角质层脱落是一个精密调控的过程。正常情况下约30%的基底层细胞处于核分裂期,新生的角质形成细胞有序地逐渐向上移动,由基底层移行至颗粒层约需14天,再移行至角质层表面并脱落又需14天,共约28天,称为表皮通过时间或更替时间。

(二)棘层

棘层位于基底层上方,由4~8层多角形的角质形成细胞构成,因在组织切片中细胞呈棘刺样形态而命名。光镜下的"棘刺"富含桥粒结构,构成细胞间连接,并可抵御机械损伤。由下至上,细胞轮廓由多角形渐趋向扁平状。棘层上部细胞胞质中散在分布直径为100~300 nm的包膜颗粒,称角质小体或Odland小体。角质小体是分泌型细胞器,能将脂质前体输送到角质细胞间隙。电镜下可见胞质内有许多张力细丝聚集成束,并附着于桥粒上。棘层角质形成细胞表达角蛋白 K1/K10。

(三)颗粒层

颗粒层因富含深嗜碱性的透明角质颗粒而命名,可产生许多皮肤屏障相关蛋白。在角质层薄的部位,颗粒层由 1～3 层梭形或扁平细胞构成;而在掌跖等部位,颗粒层细胞可多达 10 余层,细胞长轴与皮面平行。透明角质颗粒中的主要成分包括前丝聚蛋白、角蛋白和兜甲蛋白。颗粒层细胞最后通过程序性的自毁过程分化为无生命的角质细胞。在该过程中,几乎所有细胞结构均被破坏。

(四)角质层

角质层位于表皮最上层,由 5～20 层已经死亡的扁平细胞构成,在掌跖部位可厚达 40～50 层。该层主要是由富含蛋白成分的角化细胞和将其包绕的细胞外脂质构成。角质层是皮肤抵御机械损伤、防止机体水分丢失和环境中可溶性物质透过皮肤的主要功能层。该层细胞无正常结构,细胞内不再有细胞核,胞质内结构(黑素、线粒体、内质网、高尔基复合体)通常已消失。角质层上部细胞间桥粒消失或形成残体,故易于脱落。

在掌跖部位,颗粒层与角质层之间还可见一透明带,也称透明层,因在光镜下细胞界限不清,HE 染色阳性,胞质呈均质状并有强折光性而命名,由 2～3 层较扁平的细胞构成。

二、树突状细胞

(一)黑素细胞

黑素细胞起源于外胚层的神经嵴,位于表皮基底细胞层和毛囊。黑素细胞约占基底层细胞总数的 10%,每平方厘米皮肤内有 1 000～1 500 个黑素细胞。人体日光暴露部位(如面部)、生理性色素较深的部位(如外生殖器)黑素细胞相对较多。HE 染色切片中黑素细胞胞质透明、胞核较小,也称透明细胞;银染色及多巴染色显示细胞有较多树枝状突起。黑素细胞高尔基体内含有不同阶段的黑素体。黑素体内含酪氨酸酶,以酪氨酸为原料合成黑素。成熟的黑素体被组装并运输到周围的基底层和基底层上方角质形成细胞内。一个黑素细胞可通过其树枝状突起向周围 10～36 个角质形成细胞提供黑素,形成 1 个表皮黑素单元。在基底细胞,黑素体集聚在胞质中细胞核的上方,形成一个黑素帽,保护细胞 DNA 免受紫外线损伤。人体肤色的差异是由黑素体的数量和大小决定的,不同种族人群黑素细胞数量和分布无明显差异。

(二)朗格汉斯细胞

皮肤朗格汉斯细胞是起源于骨髓的树突状细胞,位于表皮层,主要分布在基底层上方和表皮中部。表皮内的朗格汉斯细胞无桥粒,可以游走,数量占表皮细胞总数的 3%~5%;密度因部位、年龄和性别而异,一般面颈部较多而掌跖部较少。朗格汉斯细胞可以识别、摄取、加工并呈递抗原给 T 淋巴细胞。

HE 染色切片下的朗格汉斯细胞也像黑素细胞一样,胞质透明、胞核较小并呈分叶状。朗格汉斯细胞多巴染色阴性,氯化金染色及 ATP 酶染色阳性。电镜下细胞核呈扭曲状,胞质着色淡、线粒体、高尔基复合体、内质网丰富,并有溶酶体,无张力细丝、桥粒和黑素体,胞质内有特征性的 Birbeck 颗粒,后者多位于胞核凹陷附近,长为 150~300 nm,宽约 40 nm,其上有约 6 nm 的周期性横纹,有时可见颗粒一端出现球形泡而呈现网球拍样外观。目前认为 Birbeck 颗粒来源于高尔基复合体或细胞膜结构,能携带抗原。

朗格汉斯细胞有多种表面标记,包括 IgG 和 IgE 的 FcR、C3b 受体、MHC Ⅱ类抗原(HLA-DR、HLA-DP、HLA-DQ)及 CD4、CD45、S-100 等抗原。人类朗格汉斯细胞是正常皮肤内唯一的 CD1a 阳性细胞。

(三)梅克尔细胞

梅克尔细胞是位于表皮基底层内的触觉感觉细胞,多见于掌跖、口腔与生殖器黏膜、甲床及毛囊漏斗部,细胞有短指状突起,借助桥粒与周围的角质形成细胞连接,常固定于基底膜,不随角质形成细胞向上迁移。该细胞特异性表达角蛋白 K20,胞质中含许多直径为 80~100 nm 的神经内分泌颗粒,胞核呈圆形,常有深凹陷或呈分叶状。梅克尔细胞在感觉敏锐部位(如指尖和鼻尖)密度较大,这些部位的神经纤维在临近表皮时失去髓鞘,扁盘状的轴突末端与梅克尔细胞基底面形成接触,构成梅克尔细胞-轴突复合体,可能具有非神经末梢介导的感觉作用。

三、角质形成细胞间、基底细胞与真皮间的连接

(一)桥粒

表皮角质形成细胞之间主要通过桥粒连接,其他连接方式还有黏附连接、空隙连接和紧密连接。桥粒是角质形成细胞间连接的主要结构,由相邻细胞的局

部细胞膜呈卵圆形致密增厚而形成。电镜下桥粒呈盘状,为成对的纽扣样结构,直径为 0.2~0.5 μm,厚为 30~60 nm,其中央有 20~30 nm 宽的电子透明间隙,内含低密度张力细丝。间隙中央电子密度较高的致密层称中央层,中央层的中间还可见一条更深染的间线,为高度嗜锇层。构成桥粒的相邻细胞膜内侧各有一增厚的盘状附着板,长为 0.2~0.3 μm,厚约 30 nm。许多直径 10 nm 左右的张力细丝呈袢状附于附着板上,又折回到胞质内。另外,还有较细的丝(跨膜细丝)起于附着板的内部,伸到细胞间隙,与中央致密层的细丝交错相连。

构成桥粒的主要蛋白:①跨膜蛋白主要由桥粒芯糖蛋白和桥粒芯胶蛋白构成,它们形成桥粒的电子透明细胞间隙和细胞间接触层;②胞质内的桥粒斑蛋白是盘状附着板的组成部分,主要由桥粒斑蛋白和桥粒斑珠蛋白构成。

桥粒本身具有很强的抗牵张力,而相邻细胞间由张力细丝构成的连续结构网进一步加固了细胞间的连接。分化过程中,角质形成细胞间的桥粒可以分离,也可重新形成。桥粒结构的破坏可引起角质形成细胞相互分离,形成表皮内的水疱或大疱。

(二)半桥粒

半桥粒是基底层细胞与下方基底膜带之间的主要连接结构,是由基底层角质形成细胞真皮侧胞膜的不规则突起与基底膜带相互嵌合,形成的类似于半个桥粒的结构,但其构成蛋白与桥粒有很大不同。电镜下半桥粒内侧部分为高密度附着斑,基底层细胞的角蛋白张力细丝附着于其上;胞膜外侧部分为亚基底致密斑。两侧致密斑与中央胞膜构成夹心饼样结构。致密斑中含大疱性类天疱疮抗原 1(BPAG1)、大疱性类天疱疮抗原 2(BPAG2)、整合素等蛋白。

(三)基底膜带

基底膜带位于表皮与真皮之间。光镜下,过碘酸希夫(PAS)染色为一条 0.5~1.0 μm 的紫红色均质带,银浸染法可染成黑色。皮肤附属器与真皮之间、血管周围也存在基底膜带。电镜下基底膜带由胞膜层、透明层、致密层和致密下层 4 层结构组成。

1.胞膜层

胞膜层主要由基底层角质形成细胞真皮侧的胞质膜所构成,厚约 8 nm,半桥粒横跨其间:半桥粒细胞侧借助附着斑与胞质内张力细丝相连接,另一侧借助多种跨膜蛋白(如 BPAG2、整合素 $\alpha6\beta4$ 等)与透明层黏附,在基底膜带中形成"铆钉"样的连接。

2.透明层

透明层位于半桥粒及基底层细胞底部细胞膜之下,厚为35~40 nm,因电子密度低而显得透明。主要成分是板层素及其异构体组成的细胞外基质和锚丝,锚丝可穿过透明层达致密层,具有连接和固定作用。

3.致密层

致密层为带状结构,厚为35~45 nm,主要成分为Ⅳ型胶原和少量板层素。Ⅳ型胶原分子间交联形成高度稳定的连续三维网格,是基底膜带的重要支撑结构。

4.致密下层

致密下层也称网板,与真皮之间互相移行,无明显界限,主要成分为Ⅶ型胶原。致密下层中有锚原纤维穿行,与锚斑结合,将致密层和下方真皮连接起来,维持表皮与下方结缔组织之间的连接。

基底膜带的4层结构除保证真皮与表皮紧密连接外,还具有渗透和屏障作用。表皮内没有血管,血液中的营养物质通过基底膜带渗透进入表皮;而表皮的细胞产物又可通过基底膜带进入真皮。基底膜带可看成是一个多孔的半渗透性过滤器,一般情况下,基底膜带限制分子量>40 000的大分子通过,但当其发生损伤时,炎症细胞及其他大分子物质也可通过基底膜带进入表皮。基底膜带结构的异常可导致真皮与表皮分离,形成表皮下水疱或大疱。如营养不良型大疱性表皮松解症就是由Ⅶ型胶原蛋白基因突变造成的表皮下大疱形成。

第三节 真 皮

真皮由中胚层发育而来,主要由结缔组织构成,含有神经、血管、淋巴管、肌肉以及皮肤附属器。真皮的厚度是表皮的15~40倍。真皮结缔组织由胶原纤维与弹性纤维、基质以及众多细胞成分组成。胶原纤维和弹性纤维互相交织埋于基质内。胶原纤维、弹性纤维和基质都由成纤维细胞产生。网状纤维仅是幼稚的胶原纤维,并非独立的成分。

真皮由浅至深可分为乳头层和网织层。乳头层为凸向表皮底部的隆起,它与表皮突呈犬牙交错状、波纹状彼此相连,含有丰富的血管和感觉神经末梢,胶原纤维较为纤细。网织层胶原纤维粗大、数量多,有较大的血管、淋巴管、神经穿行。

一、胶原纤维

成纤维细胞的粗面内质网合成胶原原纤维,经糖蛋白黏合后形成胶原纤维,占真皮干重的 70%。胶原纤维肉眼下是白色的,HE 染色呈浅红色,其直径为 2~15 μm。Ⅰ型胶原占真皮胶原纤维的 80% 左右。真皮乳头层、表皮附属器和血管附近的胶原纤维细小且无一定走向,其他部位的胶原纤维均结合成束;真皮中的胶原束由上至下逐渐增粗,中下部胶原束的方向几乎与皮面平行,并互相交织在一起,在一个水平面上向各种方向延伸。因此,在组织切片中,可以同时看到胶原束的纵切面和横切面。胶原纤维的伸展性较差,但很坚韧,对平行拉力的抵抗力很强。

二、网状纤维

网状纤维在胚胎时期出现最早,是新生的、纤细的胶原纤维。HE 染色难以显示,但因其具有嗜银性,可用硝酸银溶液浸染加以显示呈黑色,故又称嗜银纤维。其直径仅为 0.2~1.0 μm,主要成分为Ⅲ型胶原。在正常成人皮肤中含量较稀少,主要分布在表皮下、汗腺、皮脂腺、毛囊和毛细血管周围。在创伤愈合、成纤维细胞增生活跃或有新胶原形成的病变中,网状纤维大量增生。

三、弹力纤维

弹力纤维与胶原纤维一样坚韧,但非常富有弹性,主要分布在头皮区、面部的真皮层和类如血管与肌腱等伸展性好的组织。HE 染色不易辨认,醛品红染色呈紫色。其直径为 1~3 μm,呈波浪状。弹性纤维在真皮下部最粗,缠绕在胶原纤维束之间,其排列方向和胶原束相同,与表皮平行。在表皮下的乳头体中,细小的弹性纤维几乎呈垂直方向上升至表皮下,终止于表皮与真皮交界处的下方。

四、基质

基质为无定形物质,主要成分为蛋白多糖、糖蛋白和葡萄糖胺聚糖,充满于真皮胶原纤维和细胞之间。蛋白多糖和葡萄糖胺聚糖复合物具有很强的吸水性,能结合相当于自身体积数百倍至一千倍的水分子,在调节结合水、真皮可塑性方面发挥着重要作用。基质参与细胞成分和纤维成分的连接,影响细胞的增殖分化、组织修复和结构重建。

五、细胞

真皮中的常驻细胞主要有 3 种:成纤维细胞、巨噬细胞和肥大细胞。它们主要分布在真皮乳头层、乳头层下的血管周围和胶原纤维束之间。成纤维细胞来源于中胚层,能合成、降解纤维和基质蛋白,以及合成多种其他蛋白成分,在真皮网络构建和表皮与真皮的联系中发挥重要作用。巨噬细胞来源于骨髓,分化为循环中的单核细胞,然后移行到真皮分化为巨噬细胞,有吞噬、呈递抗原、杀菌、杀伤肿瘤细胞等作用。肥大细胞能合成和释放炎症介质,如组胺、肝素、胰蛋白酶等,参与 I 型变态反应。此外,真皮中还含有少量真皮树突状细胞、朗格汉斯细胞、淋巴细胞等。

第四节 皮下组织与皮肤附属器

一、皮下组织

皮下组织又称皮下脂肪层,位于真皮下方,向下与肌膜相连。皮下组织由疏松结缔组织及脂肪小叶构成,结缔组织包裹脂肪小叶,形成小叶间隔。皮下组织中含有血管、淋巴管、神经、外泌汗腺和顶泌汗腺等。其厚度随部位、性别、营养状况而异,在臀部和腹部较厚,而鼻部及胸骨部较薄。皮下组织具有提供皮肤弹力,参与脂肪代谢、糖代谢、贮存能量及内分泌等功能。皮下组织是激素转换的重要部位,如雄烯二酮在皮下组织中通过芳香化酶转化为雌酮;具有广泛生物学效应的瘦素在脂肪细胞中生成,作用于下丘脑代谢调节中枢,增加能量消耗、抑制食欲及脂肪合成,从而发挥调节体重的作用。

二、皮肤附属器

皮肤附属器包括汗腺、皮脂腺、毛发和甲,均由外胚层分化而来。

(一)汗腺

根据结构和功能不同,人体汗腺通常被分为外泌汗腺和顶泌汗腺。

1.外泌汗腺

外泌汗腺也称小汗腺,为单曲管状腺(图 1-2),由分泌部和导管构成。分泌部位于真皮深层和皮下组织,由单层细胞构成,呈管状排列并盘绕呈球形;导管由两层小立方形细胞构成,穿过真皮,直接开口于汗孔。外泌汗腺的分泌细胞有明细胞和暗细胞两种,前者可以启动汗液生成,后者可以主动吸收钠离子,使等渗的汗液在到达皮肤表面时变成低渗液体。汗腺周围有一层肌上皮细胞,其收缩有助于汗腺将汗液排入汗管,肌上皮细胞周围有基底膜围绕。汗液和血浆具有相似的电解质成分,只不过电解质浓度较低。在炎热环境下,外泌汗腺会产生大量低渗性汗液,这种适应性反应使人体在最大限度降温的同时能保留钠。

人体外泌汗腺数量有 160 万～400 万个,几乎分布于整个人体表面,在手掌、前额、足底和腋窝尤为丰富,但唇红、甲床、包皮内侧、龟头、小阴唇及阴蒂等处无汗腺。外泌汗腺的主要功能是调节体温,手掌、足底部位的汗腺还有提高触觉敏感度以及增加黏附性的作用。

发汗由胆碱能神经支配,受多种因素影响,其中热是主要的刺激因素,精神压力也可以引起出汗增加。

2.顶泌汗腺

顶泌汗腺也称大汗腺,由分泌部和导管组成(图 1-2),主要分布在腋窝、乳晕、脐周、会阴部,偶见于面部、头皮和躯干。外耳道的耵聍腺、眼睑的睫腺和乳晕的乳轮腺也属于顶泌汗腺。分泌部位于皮下脂肪层,腺体为一层扁平、立方或柱状分泌细胞,其外有肌上皮细胞和基底膜带;导管的结构与外泌汗腺导管相似,但其直径约为外泌汗腺导管的 10 倍,开口于毛囊的漏斗部,偶尔直接开口于皮肤表面。顶泌汗腺的分泌主要受性激素支配,进入青春期后发育加速。顶泌汗腺也受交感神经系统支配,但神经介质为去甲肾上腺素。其分泌物无色无味,寄居于皮肤的菌群能够分解顶泌汗腺液中的糖蛋白和脂肪,产生气味。目前人类顶泌汗腺的功能尚不明确。

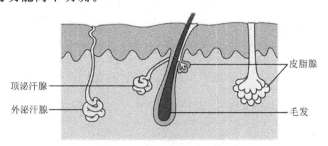

图 1-2 汗腺、皮脂腺模式图

(二)皮脂腺

皮脂腺产生皮脂,分泌到皮肤表面与水分(如顶泌汗腺分泌的汗液)混合乳化形成皮肤表面的皮脂膜。皮脂腺广泛分布于掌跖和指趾屈侧以外的全身皮肤。头面部及胸背上部等处因皮脂腺较多,称为皮脂溢出部位,腺体数量可达 $400\sim900/cm^2$。皮脂腺属于泡状腺体,由腺泡和较短的导管构成(图 1-2)。腺泡无腺腔,外层为扁平细胞或者立方形细胞,周围有基底膜带和结缔组织包裹。皮脂腺为全浆分泌腺,即腺体细胞破裂后,细胞内成分全部经导管排出。导管由复层鳞状上皮构成,开口于毛囊上部,位于立毛肌和毛囊的夹角之间,立毛肌收缩可促进皮脂排泄。在颊黏膜,唇红部,妇女乳晕、大小阴唇,眼睑,男性包皮内侧等无毛皮肤区域,腺导管直接开口于皮肤表面。皮脂腺分泌皮脂量在婴幼儿期较多,少儿期较少;青春期后分泌量显著增加,但到中年后又逐渐减少。

(三)毛发与毛囊

毛发由同心圆状排列的、角化的角质形成细胞构成。在有毛皮肤,不同部位毛发的长度、直径及颜色不同。头发、胡须、阴毛及腋毛称为长毛;眉毛、鼻毛、睫毛、外耳道毛称为短毛;面、颈、躯干及四肢的毛发短而细软、色淡,称为毫毛或毳毛;胎儿体表白色柔软而纤细的毛发为胎毛,于出生前脱落。毛发位于体表可见的部分为毛干,位于皮肤以内的部分为毛根。毛干由内向外(纵切面)依次为髓质、皮质和毛小皮。髓质是毛发的中心部分,毛发末端通常无髓质;皮质是毛发的主要构成部分,与毛发的物理、机械特征密切相关。在有色毛发中,黑素颗粒存在于皮质层细胞内。毛小皮为一层扁平而且重叠的角化细胞,包裹毛干的表皮部分直到体外的末端,保护皮质免受外界理化伤害。

毛囊位于真皮和皮下组织中,是毛发生长所必需的结构(图 1-3)。不同部位毛囊的大小形状不同,但基本结构大致相同。皮脂腺开口于毛囊,皮脂腺开口以上部分称为漏斗部;皮脂腺开口以下至立毛肌附着处的部分,称为毛囊峡部;毛囊末端膨大部分呈球状,称为毛球。毛囊从内到外分 3 层,依次为内毛根鞘(IRS)、外毛根鞘(ORS)和结缔组织鞘,前两者起源于表皮,后者起源于真皮。

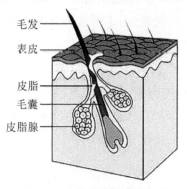

图 1-3 毛发结构模式图

1.内毛根鞘

内毛根鞘包括 3 层：Henle 层、Huxley 层和鞘小皮层。其中鞘小皮层与毛干的毛小皮层直接相连,通过鞘小皮层将毛干固定于毛囊上。鞘小皮层细胞合成的角蛋白和毛透明蛋白,能够加强 IRS 对毛干的支持作用,同时影响并引导毛发向上生长。

2.外毛根鞘

外毛根鞘由表皮基底层和棘层延续而来,包含黑素细胞、朗格汉斯细胞和梅克尔细胞。外毛根鞘在立毛肌附着点和皮脂腺导管之间形成隆突区,目前认为隆突区存在毛囊干细胞。

3.结缔组织鞘

结缔组织鞘包裹在外毛根鞘外面,分为内层、中层和外层 3 层。内层为一透明玻璃样薄膜;中层由显微组织构成;外层由疏松的胶原纤维和弹性纤维组成,与周围的结缔组织无明显界线。

毛球是毛发活跃生长的部分,其中央是真皮毛乳头。半球状包绕真皮毛乳头的角质形成细胞称为毛发基质,是毛发和内毛细胞根鞘生长和向上延伸的起点,黑素细胞也寄居于此,为毛发提供色素。毛球的最外层是外毛根鞘。

毛囊生长呈周期性,包括生长期、退行期和休止期。在生长期,毛球形成并包围毛囊真皮乳头,新的毛干形成并长出皮肤表面,此期可持续数年。毛发的长短和毛囊生长期密切相关,例如头皮的毛囊生长期为 2～8 年,80％左右处于生长期;而眉毛的毛囊生长期仅 2～3 个月,因此眉毛相对于头发来说短很多。生长期结束后毛囊就进入退行期,退行期的大部分毛囊角质形成细胞进入凋亡状态,部分黑素细胞也发生凋亡,黑素合成停止。毛囊真皮乳头收缩,向上移动至隆突区。如果毛囊真皮乳头不能在退行期到达隆突区,毛囊将停止周期性生长,头发也将脱落。进入休止期后,毛干形成杆状发并最终从毛囊脱落,毛囊真皮乳头处于静息状态。大多数人每天可脱落 50～150 根头发。头皮毛囊进入休止期 2～3 个月后会再次进入生长期。

毛发生长受雄激素、雌激素、甲状腺素、糖皮质激素等因素影响,其中影响最明显的是雄激素。睾酮以及其活性代谢物二氢睾酮,通过作用于毛囊真皮乳头的雄激素受体发挥调节毛发生长的作用。

(四)甲

甲是人体最大的皮肤附属器,覆盖在指、趾末端伸侧面。甲的主要功能包括保护指(趾)尖、提高感觉辨别能力和辅助手指完成精细动作等。

甲主要由甲母质、甲床、甲板和甲廓等部分构成。甲的外露部分称为甲板，呈外凸的长方形，厚度为 0.50～0.75 mm，甲近端的新月状淡色区称为甲半月；甲板周围皮肤称为甲廓；深入近端皮肤中的甲板部分称为甲根；甲板下方的皮肤称为甲床；其中位于甲根下方者称之为甲母质，是甲板的生发结构。甲下真皮富含血管。指甲的生长速度约为每 3 个月 1 cm，而趾甲的生长速度为每 9 个月 1 cm。疾病、营养状况、环境和生活习惯的改变均可影响甲的性状和生长速度。

第五节 皮肤的血管、淋巴管、神经和肌肉

一、皮肤的血管及淋巴管

(一)皮肤的血管

皮肤血管分布于真皮及皮下。皮肤的小动脉及真皮深部的较大微动脉具有内膜、中膜及外膜结构。真皮的微动脉及微静脉构成乳头下血管丛(浅丛)及真皮下血管丛(深丛)，大致呈层状分布，与皮肤表面平行；两层血管丛之间由垂直走向的血管相连，构成吻合支。皮肤的毛细血管大多为连续型，相邻内皮细胞间有细胞连接。皮肤中静脉系统总体上与对应的动脉系统相平行，真皮血管系统在附属器部位尤其丰富。皮肤的血管对于维持皮肤的正常结构与功能具有重要作用，如营养代谢及调节体温等作用。

(二)皮肤的淋巴管

皮肤毛细淋巴管起始于真皮乳头层，逐渐汇合成具有瓣膜的淋巴管，形成乳头下浅淋巴管网及真皮淋巴管网，与主要的血管丛平行，并进一步汇合至皮肤深部及皮下组织中更大的淋巴管。毛细淋巴管管壁由一层内皮细胞及稀疏的纤维组织构成，内皮细胞之间的通透性较大，皮肤中的组织液、游走细胞、细菌等均易通过淋巴管网引流至淋巴结，最后被吞噬处理或引发免疫反应，肿瘤细胞也可以通过淋巴管转移。

二、皮肤的神经

皮肤中有丰富的神经纤维，是周围神经的分支，分布于表皮、真皮及皮下组

织中。皮肤的神经支配具有节段性,但相邻的节段间有部分重叠。皮肤中的神经包括感觉神经纤维及运动神经纤维,通过与中枢神经系统联系感受各类刺激,支配各类靶器官生理活动,完成各类神经反射。

(一)感觉神经

皮肤的感觉神经极其复杂,丰富的感觉神经末梢主要分布于表皮下及毛囊周围。感觉神经末梢分为神经小体及游离神经末梢,游离神经末梢呈细小树枝状分布,神经小体分囊状小体及非囊状小体(如梅克尔细胞-轴突复合体)。

囊状小体由有结缔组织包裹的神经末梢构成,包括以下几种。

1.环层小体

环层小体是体积最大的神经小体,直径可达 2 mm 以上,切面呈环层同心圆结构,位于真皮较深部及皮下组织,能感受压力。

2.触觉小体

触觉小体呈椭圆形,分布于真皮乳头内,指趾及掌跖处皮肤最多见,能感受触觉和压力。

3.鲁菲尼小体

鲁菲尼小体外周有薄层结缔组织包膜,感觉神经纤维末梢进入小体后分成很多更小的分支,盘绕成球状,位于真皮深部,能感受高温。

4.克劳泽氏小体

克劳泽氏小体外周有薄层结缔组织包膜,感觉神经纤维末梢进入小体后分成很多更小的分支盘绕成球状,位于真皮浅层,能感受低温。

感觉神经单独或与囊状小体一起作为受体,可以感受触、痛、痒、温度和机械刺激。

(二)运动神经

皮肤中运动神经末梢呈细小树枝状分布,来源于交感神经节后纤维。肾上腺素能神经纤维支配立毛肌、血管、血管球、顶泌汗腺、外泌汗腺及皮脂腺基底膜的肌上皮细胞,发挥促使血管收缩、顶泌汗腺分泌、竖毛肌收缩或肌上皮收缩等作用。胆碱能神经纤维支配血管和外泌汗腺分泌细胞,作用是使血管扩张、外泌汗腺分泌。

三、皮肤的肌肉

皮肤中有平滑肌和横纹肌。平滑肌最常见的结构是立毛肌,其一端起于真皮乳头层,另一端插入毛囊中部的结缔组织鞘内。当精神紧张或寒冷时,立毛肌收缩引起毛囊上提,形成"鸡皮疙瘩"。此外,尚有阴囊肌膜、乳晕平滑肌、血管壁平滑肌等。汗腺周围的肌上皮细胞具有某些平滑肌功能。面部表情肌及颈部的颈阔肌属横纹肌。

第六节 皮肤的功能

一、保护功能

皮肤直接与外界环境接触,其最重要的功能是在外界环境和内环境之间形成物理性保护屏障,防御外界物理、化学及微生物等有害物质入侵,防止水、电解质丢失,维持内环境稳定。角质细胞、角质桥粒、角质细胞间脂质、角质层内水分、适宜的 pH 以及角质细胞脱落相关的酶对维持皮肤的屏障功能至关重要。

(一)物理性损伤的防护

皮肤对外界的各种机械力(如冲击、摩擦、牵拉、挤压等)具有一定的应力。表皮具有一定程度的机械强度,对机械性损伤有防护作用,且在受到损伤后有自身修复能力;真皮内含有胶原纤维、弹力纤维和网状纤维,使皮肤具有弹性和伸展性;皮下脂肪层对机械外力具有缓冲作用。

皮肤是电的不良导体,对低压电流有一定阻抗。皮肤对电的屏障作用主要位于角质层。

针对紫外线辐射,皮肤有两个屏障:一是表皮中的黑素屏障,二是蛋白质屏障,集中于角质层。二者均通过吸收紫外线辐射来发挥屏障作用。

(二)化学性损伤的防护

正常皮肤对各种化学物质都有一定的屏障作用,屏障部位主要位于角质层。另外,正常皮肤表面的氢离子浓度具有缓冲酸碱的能力。

(三)生物性损伤的防护

完整的皮肤能够机械性防御微生物的侵入;皮肤表面 pH 呈弱酸性,不利于某些微生物的生长繁殖;角质层生理性的脱落,可清除一些寄生于体表的微生物;正常寄居于人体表面的微生物菌群可竞争性抑制其他致病菌的定居和生长;皮肤产生的抗菌肽可直接杀伤细菌、病毒、真菌等微生物。

(四)防止水、电解质、营养成分流失

正常皮肤的角质层具有半透膜性质,可防止体内营养物质、水、电解质的丢失。

二、吸收功能

人体皮肤具有吸收某些外界物质的能力,称为经皮吸收、渗透或渗入,是皮肤外用药物治疗的基础。

(一)皮肤的吸收途径

皮肤主要通过 3 个途径吸收外界物质,即角质层、毛囊皮脂腺及汗管。角质层是皮肤吸收的最重要途径。角质层有半通透性,一定条件下可以通过水分,一些可通透的物质其通透率与浓度(一定范围内)成正比。有少数化学物质及重金属通过毛囊皮脂腺或汗管进入皮肤。

(二)皮肤对几种主要物质的吸收作用

1.水

皮肤角质层本身含水量为 10%～20%。完整的皮肤只吸收很少的水分;离体状态的角质层放在 37 ℃水中时,吸收的水分可高达 60%。角质层水合程度增高能促进药物的吸收。

2.电解质

皮肤能吸收少数的阴离子,如碘离子、氯离子等;一些阳离子,如钠离子、钾离子、溴离子、磷离子、锶离子、钙离子等也可以通过角质细胞间隙渗入皮肤。皮肤内电解质总量约占皮肤重量的 1/200,包括钠、钾、氯、钙、镁、铜、锌、硫等。其中氯化钠和氯化钾含量最多,钠主要在细胞间液,钾主要在胞质内,两者对维持组织细胞的渗透压及酸碱平衡有重要作用。钙与维持细胞膜的通透性及细胞间黏着性有关。镁与某些酶的活性有关。铜与黑素和角蛋白的形成有关。锌是体内 20 多种酶的构成成分,与这些酶的活性有关。硫也参与角蛋白的合成。电解质离子一般经皮肤附属器透入。

3.脂溶性物质

皮肤对脂溶性物质的吸收良好,如维生素 A、维生素 D 及维生素 K 容易经毛囊皮脂腺透入。脂溶性激素,如雌激素、睾酮、黄体酮、脱氧皮质酮等也容易被吸收。

4.油脂类

油脂类包括动物油脂、植物油脂和矿物油脂,主要是经过毛囊皮脂腺的透

入,皮肤对此类物质的吸收较好。亲水性油脂比疏水性油脂易于渗入,一般规律是羊毛脂＞凡士林＞植物油＞液体石蜡。

5.重金属及其盐类

皮肤能吸收多种重金属及其盐类,如汞、铅、锌、铜、镍、铋、锑及砷等。如是脂溶性的盐类则较易吸收。有些金属可和表皮脂质膜内的脂肪酸结合,由非脂溶性物质变成脂溶性物质,从而被皮肤吸收。

6.无机酸

苯酚、水杨酸、间苯二酚、焦性没食子酸、氢醌等很多无机酸可被皮肤吸收。一般而言,脂溶性的无机酸易于吸收,而水溶性的无机酸不易被吸收。

7.有机盐基类

皮肤的吸收由有机盐基类是否为脂溶性和水溶性而定。如植物碱、合成杀虫剂、抗组胺剂、镇静剂、收敛剂若为脂溶性的游离盐基,则皮肤吸收良好;如果是水溶性的,则皮肤吸收不好。

8.糖皮质激素

氢化可的松易被皮肤吸收,但可的松不被吸收。其他合成类的糖皮质激素均有不同程度的吸收率,如倍他米松、曲安奈德、氟轻松等。

9.气体

皮肤吸收的气体很少,全身皮肤吸收氧量约为肺的 1/160。皮肤不吸收一氧化碳;但氮、氦、氨、硝基苯、特殊的芳香油类蒸汽等可透入皮肤。

(三)影响皮肤吸收的因素

1.全身及皮肤因素

(1)年龄、性别:年龄对透皮吸收的影响尚未定论,但性别之间无差异。

(2)皮肤的结构和部位:皮肤的吸收能力与角质层的厚薄、完整性和通透性有关。依角质层薄厚吸收能力递减:阴囊＞前额＞大腿屈侧＞上臂屈侧＞前臂＞掌跖。角质层破损的皮肤吸收能力增强(如急性湿疹皮损处),此时应注意避免因药物过量吸收而引起的不良反应。

(3)皮肤的水合程度:角质层的水合程度越高,皮肤的吸收能力就越强。局部用药后密闭封包,药物吸收可增高百倍,其原因就是封包阻止了局部汗液和水分的蒸发,角质层水合程度提高,临床上可用于肥厚性皮损的外用药物治疗。若角质层的水分含量低于 10%,角质层即变脆易裂,吸收能力降低。

2.渗入物质的理化性质

(1)分子量及分子结构:物质吸收和分子的结构、形状、溶解度有关,和分子量不完全相关,如分子量小的氨气极易透皮吸收,而某些分子量大的物质(如汞、葡萄糖分子等)也可以通过皮肤吸收。

(2)浓度:一定范围内皮肤的吸收度与渗入物质的浓度呈正相关,但对角蛋白有凝固作用的物质吸收不良。如苯酚,低浓度时,皮肤吸收良好;高浓度时,吸收不好,且会造成皮肤损伤。

(3)电解度:一般能离解的物质比不能离解的物质易透入皮肤。

3.外界环境因素

(1)温度:外界温度升高时,皮肤的吸收能力增强,是由于皮肤血管扩张,血流加快,已透入组织内的物质弥散速度加快,物质不断地进入血液循环所致。

(2)湿度:外界湿度升高时,角质层内外水分的浓度差减小,影响了皮肤对水分的吸收,因此对其他物质的吸收能力也降低。若外界湿度低,皮肤变得干燥,角质层内水分降到10%以下,角质层吸收水分的能力会明显增强。

(3)外用药剂型:同一种药物,由于剂型的不同,皮肤吸收的情况也不同。粉剂、水溶液等很难吸收;霜剂中的药物可被少量吸收;软膏及硬膏类药物的吸收较好。有机溶媒(如二甲基亚砜、月桂氮卓酮)可增加脂溶性及水溶性物质的吸收。

(4)病理状态:如皮肤充血、理化损伤及皮肤疾患均可影响皮肤吸收功能。

三、感觉功能

皮肤内分布有感觉神经及运动神经,它们的神经末梢和特殊感受器广泛地分布在表皮、真皮及皮下组织内,可感知体内外的各种刺激,产生各种感觉,引起相应的神经反射。

感觉分为单一感觉和复合感觉两大类。由神经末梢或特殊的囊状感受器接受体内外单一性刺激,转换成一定的动作电位,沿相应的神经纤维传入中枢,产生的触觉、压觉、冷觉、温觉、痛觉、痒觉等感觉,称单一感觉;由皮肤中不同类型的感觉神经末梢或感受器共同感受的刺激传入中枢,由大脑皮质进行综合分析,产生的类如潮湿、干燥、平滑、粗糙、坚硬及柔软等感觉,称为复合感觉。此外,皮肤还有形体觉、两点辨别觉和定位觉等。

使皮肤感受器起作用、产生皮肤感觉的最低程度的能量称为感觉阈值。恐惧、焦虑、暗示和以往经验可改变痛觉阈值。性别、年龄对此也有影响,温度阈值在女性较低,而振动阈值则在男性较低。

皮肤接受各种刺激后,皮肤内的感觉神经C纤维的神经元、角质形成细胞、血管内皮细胞、成纤维细胞、巨噬细胞等，可产生多种神经肽和细胞因子，如P物质、神经激肽A、血管活性肠肽等。这些因子与其相应受体结合，产生一系列生物学反应，经神经传导到中枢神经系统，形成各种感觉。几种常见的皮肤感觉如下。

（一）触觉

触觉由微弱的机械刺激兴奋皮肤浅层的触觉感受器引起。正常皮肤内感知触觉的感受器有3种：光滑皮肤处主要有触觉小体、表皮突基底为梅克尔细胞、有毛皮肤处为Pinkus小体。皮肤表面散布有触点，一般指腹最多。

（二）压觉

压觉为较强的机械刺激导致深部组织变形时引起的感觉，由皮肤内的环层小体传导。触觉与压觉两者在性质上类似，但刺激强度不同，可统称为触压觉。

（三）冷觉

分布在唇红、舌、牙龈、眼睑、龟头、阴蒂及肛门周边等处的克劳泽氏小体（又称皮肤黏膜感受器）传导冷觉，但其他有毛部位皮肤也可感知冷觉。

（四）温觉

温觉（或热觉）主要由鲁菲尼小体传导，皮肤血管球上的游离神经末梢也参与此活动。

（五）痛觉

痛觉由有可能损伤或已造成皮肤损伤的各种性质的刺激引起，一般认为痛觉的感受器是游离神经末梢。痛觉常伴有不愉快的情绪活动和防卫反应，是机体的保护性机制。

（六）痒觉

痒觉又称瘙痒，是一种引起搔抓欲望以缓解不愉快的感觉，属于皮肤黏膜的一种特有感觉，也是一种保护性机制。组织学至今尚未发现专门的痒觉感受器。某些系统疾病或功能状态的变化也可诱发痒觉。

四、分泌和排泄功能

人体皮肤主要通过富含的汗腺和皮脂腺分泌、排泄汗液及皮脂，完成皮肤的分泌和排泄功能。

（一）汗腺的分泌和排泄

根据结构和功能的不同，汗腺可分为外泌汗腺和顶泌汗腺。

1.汗液的成分

外泌汗腺分泌的汗液中有液体和固体两种成分。其中液体占 99%～99.5%，主要为水。固体占 0.5%～1%，包括有机物和无机物：有机物主要包括乳酸和尿素；无机物主要是氯化钠，以及钙离子、镁离子、磷离子、铁离子。顶泌汗腺分泌的是无味液体，但经细菌酵解后可产生气味，所谓的"狐臭"就是其中一种，受遗传、性别、年龄及气候等因素影响。某些患者顶泌汗腺还可以分泌有色物质，使得汗液呈现出黄色、黄褐色、绿色、青色、红色或黑色等不同颜色，临床称为色汗症。如含有血液成分则称为血汗；含过多尿素者，可嗅到尿液味，称为尿汗。

2.影响汗液分泌的因素

(1)温度：外泌汗腺的分泌受人体内外温度的影响。在室温条件下，多数外泌汗腺处于休息状态，只有少数外泌汗腺有分泌活动。此时，正常人体每天通过表皮蒸发 600～800 mL 水分，这种水分的蒸发称为不显性蒸发。当外界温度高于 31 ℃时，皮肤可见到或多或少的出汗，称为显性蒸发。

(2)精神因素：大脑皮质的兴奋或抑制可影响汗腺的分泌。外泌汗腺主要受交感神经的胆碱能纤维支配，压力、焦虑及疼痛会导致全身汗液分泌增多，掌跖部位更明显，称为精神性出汗。顶泌汗腺处有肾上腺素能神经纤维分布，其在青春期后的分泌活动受情绪影响较大，应用肾上腺素或去甲肾上腺素可使顶泌汗腺的分泌增加。

(3)药物：酒精、可卡因、海洛因、去甲替林、毛果芸香碱、锌添加剂、环丙沙星、阿昔洛韦、埃索美拉唑等药物可导致皮肤出汗增多。另一些药物如抗胆碱能药物、鸦片、肉毒杆菌毒素、α_2 受体拮抗剂、可乐定、巴比妥类等可导致出汗减少。

(4)饮食：咀嚼时可引起口周、鼻、面、颈部及上胸部反射性出汗，在进食辛辣食物或高温食物时更明显，称为味觉性出汗。口腔黏膜、舌背等处丰富的神经末梢和味觉感受器可介导此过程。

3.汗液的作用

降温、湿润皮肤是汗液的基本作用。另外，由于外泌汗腺数量巨大，在特定情况下(如高温低盐现象)可代替肾脏的部分功能，以维持水、电解质平衡。

(二)皮脂腺的分泌和排泄

皮脂腺分布广泛，除掌跖和指趾屈侧皮肤外其他部位皮肤均有此结构。分泌时整个皮脂腺细胞破裂，内容物全部排入管腔，上行分布于皮肤表面，形成皮脂膜，此分泌方式称全浆分泌。

1.皮脂的成分

皮脂是多种脂类的混合物,主要含有角鲨烯、蜡脂、三酰甘油和胆固醇。从出生到性成熟,皮脂的成分有两次显著的变化:受母体激素的影响,出生不久的婴儿皮脂成分与成人相近;2～8岁时蜡脂和角鲨烯含量减少,而胆固醇含量增多;8～10岁时蜡脂和角鲨烯含量达成人的2/3,10～15岁时接近成人水平。

2.影响皮脂分泌的因素

(1)内分泌:皮脂的分泌主要受激素的调节,包括雄激素、孕激素、肾上腺皮质激素、雌激素等。雄激素可促进皮脂合成、加快皮脂腺细胞的分裂;生长激素、泌乳素等垂体激素可单独作用或与雄激素发挥协同作用;雌激素则抑制皮脂腺的分泌。

(2)其他:异维A酸可抑制皮脂的分泌。禁食可使皮脂分泌减少,皮脂成分比例改变。表皮损伤可使损伤处皮脂腺暂停分泌。

3.皮脂的功能

皮脂可以润滑皮肤,其中的游离脂肪酸对某些病原微生物有抑制作用。

五、体温调节功能

外周温度感受器可感受外界环境温度变化,向中枢传递相关信息。皮肤作为体温调节的效应器,接受中枢信息,通过血管舒缩、寒战或出汗等反应调节体温。皮肤调节体温主要通过以下结构或机能实现。

(一)温度感应

皮肤温度感受器多呈点状分布于全身皮肤,分为热敏感感受器和冷敏感感受器。皮肤温度感受器是一种外周恒温器,感受环境温度的变化,当环境温度高于或低于阈值时,皮肤温度感受器便向下丘脑传递信息,从而出现寒战、出汗等反应。

(二)皮肤散热

较大的体表面积为皮肤散热提供了保障,皮肤散热的方式有辐射、传导、对流及蒸发。

(三)血管舒缩反应

皮肤血流量的改变是调节人体体温的重要方式。在基础情况下,皮肤血流量占全身血流量的8.5%,热应激及血管完全扩张情况下,皮肤血流量可增加10倍;而在冷应激时,皮肤血流量可因血管收缩而几乎中断。

(四)丰富的动静脉吻合

温度升高时,动静脉吻合扩张,皮肤血流量增加,随之散热增加;反之温度降低时,动静脉吻合收缩,皮肤血流量减少,随之散热减少。

(五)汗腺反应

环境温度过高时,汗液的蒸发对人体散热非常重要。从皮肤表面每蒸发 1 g 水可带走 2.43 kJ 热量。热应激情况下,人体汗液的分泌速度可达 3~4 L/h,散热速度为基础条件下的 10 倍。

六、代谢功能

(一)皮肤特有的代谢

1.黑素的代谢

黑素细胞起源于神经嵴,分布于表皮基底层和毛囊,与周围的角质形成细胞构成表皮黑素单位。黑素细胞产生黑素,是皮肤颜色的主要决定因素。

黑素的代谢分为黑素细胞合成黑素、黑素向角质形成细胞移行及黑素排泄3 个阶段。

(1)合成:黑素在黑素细胞的黑素体中合成,是一个多步骤的酶促生化反应,有着复杂而精细的调控,酪氨酸酶是黑素合成的关键酶。

(2)移行:黑素细胞以胞吐的方式释放黑素体,继而被周围的角质形成细胞吞入胞内。

(3)排泄:黑素体进入角质形成细胞后,有选择地向细胞的表皮侧移动,一般聚集在角质形成细胞的细胞核上方,随着角质形成细胞分化到达角质层,随角质形成细胞脱落而消失,部分在角质形成细胞内被溶解酶消化而降解、消失;同时,黑素颗粒也可从黑素细胞直接或被基底细胞吞噬后从淋巴管排除。病理情况下,真皮内可出现大量的色素颗粒,组织学上称为色素失禁。

遗传、激素、紫外线、年龄、炎症等因素均可通过作用于黑素细胞本身、改变酪氨酸激酶活性或干扰黑素体向角质形成细胞移行 3 种途径来影响黑素的代谢,从而影响皮肤的颜色。

2.表皮中结构蛋白的代谢

表皮角质形成细胞占整个表皮细胞构成的 85% 以上,而角蛋白是表皮角质形成细胞内的主要结构蛋白,是角质形成细胞和其他上皮细胞的标志性成分。

表皮是一种有高度组织性、不断更新的器官,其更新的过程表现为向终末分化即角质化过程,特征是表皮角质形成细胞发生了一系列复杂的形态学及生物化学变化。这些改变在时间和空间上互相配合,使表皮在形态学上由下而上形成分化程度渐增的复层状结构:基底层、棘层、颗粒层以及角质层。基底细胞附着于表皮与真皮交界处,通过有丝分裂为表皮表面丢失的细胞提供后继。细胞一旦离开基底层进入棘层便失去分裂能力,形态上从柱状或立方状变成大而扁的多角形,这种形态学上的改变伴随着生物化学上的相应变化(表 1-1)。就表皮主要的角蛋白而言,在增生性基底细胞层,表达的角蛋白是 K5/K14。随着细胞开始向终末分化移行到棘层,出现了 K1/K10 蛋白的表达。在进一步向终末分化的过程中,K1/K10 的表达逐渐增高,而 K5/K14 的表达则渐趋下降;当细胞到达颗粒层上部时,K5/K14 基本消失,整个角蛋白纤维几乎全部由 K1/K10 组成。角蛋白纤维是表皮结构蛋白的主要成分,角蛋白基因的正确表达以及功能性角蛋白网的形成是表皮正常分化的基础。

表 1-1　表皮主要结构蛋白的表达

表皮层次	角蛋白	角蛋白相关蛋白
角质层	K1/K10	角质包膜:兜甲蛋白、内披蛋白
颗粒层	K1/K10,K5/K14	丝聚合蛋白、兜甲蛋白、内披蛋白
棘层	K1/K10,K5/K14	内披蛋白
基底层	K5/K14	

(二)皮肤中水、电解质、糖、蛋白及脂类的代谢

皮肤是糖类、蛋白、脂类及许多小分子物质的代谢场所之一,且其代谢功能具有特殊性。

1.水的代谢

皮肤含水量占体重的 18%～20%,小儿尤其是婴幼儿皮肤的含水量更高些,女性皮肤的含水量略高于男性。75% 的皮肤水分贮存于细胞外,主要分布于真皮,乳头层多于网状层。

皮肤内的水分不仅维系了各种生理活动的皮肤环境,也对整体的水分有调节作用。机体失水条件(如严重腹泻、呕吐等)下,皮肤可提供高达 5%～7% 的水分,以维持循环血容量;体内水分增多时,皮肤内水分也增多,甚至发生皮肤水肿,肾衰竭时更明显。

2.电解质代谢

大部分电解质贮存在皮下组织内,表皮和真皮也有一些,如钠、钾、镁、氯、钙、磷、铜、铁、锌、锡、氟等,约占皮肤重量的 0.6%。钠离子、氯离子主要分布在细胞间液,钾离子、钙离子、镁离子等主要分布在细胞内,维持着细胞的晶体渗透压及细胞内外的酸碱平衡;一些离子在酶激活、细胞黏着、维持细胞膜通透性方面发挥作用。一些炎症性皮肤病(如急性湿疹、接触性皮炎)中,水分及钠盐的含量增加。因此,限制性饮水及低盐饮食对皮肤炎症的消退有利。

3.糖代谢

皮肤中的糖以糖原、葡萄糖和黏多糖等形式存在。糖原在胎儿期含量最高,成人期含量明显降低,主要分布于表皮颗粒层、皮脂腺边缘未分化腺细胞、毛囊内外毛根鞘、生长期毛发等处。人体表皮细胞滑面内质网中有糖原合成酶及分支酶等,通过磷酸葡萄糖或经糖醛酸途径合成糖原。其降解受血液循环中肾上腺素、胰岛素、胰高血糖素等调节,通过信号转导使磷酸化酶活化,促使糖原分解。皮肤中葡萄糖的浓度为 3.33～4.50 mmol/L,相当于血糖的 2/3 左右,表皮中含量多于真皮和皮下组织。表皮通过无氧酵解、有氧氧化和磷酸戊糖通路三条途径分解葡萄糖。糖尿病患者皮肤中糖含量可升高,增加了皮肤对真菌和细菌的易感性。皮肤中糖的主要功能是提供能量,此外还可作为黏多糖、脂质、糖原、核酸、蛋白质等物质合成的底物。黏多糖主要存在于真皮,包括透明质酸、硫酸软骨素等,多与蛋白质形成蛋白多糖(或称黏蛋白),和胶原纤维结合形成网状结构,支持、固定真皮及皮下组织。

皮肤再生速度较快,葡萄糖是皮肤的主要能量来源。供能方式包括有氧氧化(包括糖的有氧氧化、脂肪酸的 β-氧化和氨基酸的氧化分解)和糖的无氧酵解两条途径,后者在皮肤中(尤其在表皮)旺盛,速度居人体各组织之首。有氧条件下,表皮中 50%～75% 的葡萄糖通过有氧氧化途径分解提供能量,而缺氧时则有 70%～80% 通过无氧酵解途径分解提供能量,同时产生乳酸。

4.脂类代谢

皮肤中的脂类包括脂肪和类脂质,占皮肤总重量的 3.5%～6%。脂肪的主要功能是储存能量和氧化供能,类脂质是细胞膜的主要成分和某些生物活性分子的合成原料。由基底层到角质层,胆固醇、脂肪酸、神经酰胺的含量逐渐增多,而磷脂的含量逐渐减少。亚油酸和花生四烯酸是表皮中最丰富的必需脂肪酸,后者在日光作用下合成维生素 D。

皮肤表面脂质(皮面脂质)主要来源于皮脂腺脂质和表皮脂质,其含量受皮脂腺分泌脂质(皮脂)的量及脱落的表皮细胞数目影响。在皮脂腺丰富的部位,也叫皮脂溢出部位(如头面部),90% 的皮面脂质来源于皮脂腺脂质。皮脂腺脂质和表皮脂质主要含鲨烯、蜡酯、三酰甘油、胆固醇、游离脂肪酸和磷脂等成分。两者的主要差异：皮脂腺脂质中鲨烯、蜡酯、三酰甘油、游离脂肪酸的含量较多，而表皮脂质中磷脂和固醇类的含量较多。

表皮细胞滑面内质网的胞质侧含有合成脂肪酸的转酰酶，可合成软脂酸和硬脂酸，继而经脱饱和反应产生小部分不饱和脂肪酸。亚油酸和花生四烯酸是表皮中最主要的必需脂肪酸，只能来源于食物，经肝细胞合成为三酰甘油并形成脂蛋白（低密度脂蛋白），然后通过血浆进入皮肤。亚油酸可和表皮细胞膜的磷脂发生酯化以维持皮肤的屏障作用；花生四烯酸则可作为合成前列腺素（PG）和其他二十碳四烯酸代谢产物的前体。表皮脂类总量的45%为三酰甘油，其氧化分解与其他组织相同，在胞质中水解为甘油和脂肪酸，前者经磷酸化后进入糖代谢通路，后者进入三羧酸循环。

5.蛋白质代谢

皮肤蛋白质有纤维性蛋白质和非纤维性蛋白质两类，前者包括角蛋白、胶原蛋白和弹性蛋白，后者包括细胞内的核蛋白以及调节细胞代谢的各种酶类。

皮肤中蛋白质的降解是在蛋白水解酶作用下，通过催化多肽链的水解完成。蛋白水解酶分为肽链内切酶和肽链外切酶两类；酶作用缺乏严格的底物特异性。蛋白水解酶种类繁多，人皮肤中的肽链内切酶包括酪蛋白水解酶、糜蛋白酶、胰蛋白酶、胶原酶、白明胶酶和弹力蛋白酶、激肽释放酶、C1-酯酶、纤维蛋白溶酶、组织蛋白酶、钙离子激活蛋白酶等；肽链外切酶有氨肽酶、羧肽酶、二肽基肽酶和二肽酶。皮肤中的蛋白水解酶除在正常情况下参与细胞外的结构物质代谢外，也参与皮肤的炎症过程和细胞功能的调节。

七、皮肤的免疫功能

皮肤能有效地启动免疫应答并及时恢复和维持免疫稳态，以避免免疫病理损伤。皮肤免疫功能紊乱会导致疾病状态。皮肤主要通过多种免疫细胞成分及大量的免疫分子来完成免疫功能。

（一）皮肤中具有免疫功能的细胞

人类皮肤中的很多细胞可发挥免疫作用，如表皮中的角质形成细胞和朗格汉斯细胞，真皮内的树突状细胞、巨噬细胞、肥大细胞和T细胞。其中适应性免疫细胞主要是T细胞。

角质形成细胞能接受外界"危险信号"刺激并转化传递给皮肤内免疫细胞预警。角质形成细胞通过Toll样受体（TLRs）识别进化保守的病原微生物成分

（病原体相关的模式分子，PAMPs）。Toll 样受体被激活后促进产生以 Th1 细胞为主的免疫反应和 I 型干扰素。除 Toll 样受体外，角质形成细胞还能通过胞质内的炎症复合体识别 PAMPs 和内源性危险模式分子（DAMPs）。受到刺激后还能产生白细胞介素、肿瘤坏死因子、胸腺基质淋巴生成素（TSLP）和趋化因子等。此外还能产生抗菌肽（AMPs），包括 β-防御素和 cathelicidins（LL37）以及 S100 家族蛋白，可直接杀死病原微生物。

人类皮肤树突细胞为异质性群体，不同的树突状细胞可能摄取处理及呈递不同的抗原，进而启动免疫应答或诱导免疫耐受。根据在皮肤中不同的分布位置，可分为表皮内朗格汉斯细胞和真皮内树突细胞。人类表皮内朗格汉斯细胞表达 CD1a 和 Langerin，真皮内树突细胞有分别表达 CD1c$^+$、CD14$^+$ 和 CD141$^+$ 的 3 个群体。朗格汉斯细胞的树突能穿过细胞间的紧密连接伸入角质层内搜索捕捉抗原。在正常皮肤中，朗格汉斯细胞能选择性诱导皮肤常驻调节 T 细胞（Tregs）活化、增殖，从而维持正常皮肤的免疫耐受状态；但在感染状态下，朗格汉斯细胞识别外来抗原活化后能诱导皮肤中常驻记忆 T 细胞（Trms）活化同时抑制 Tregs 活化而启动免疫应答。

人类皮肤常驻 T 细胞绝大部分为记忆 T 细胞，按表面标记可分为 CD4$^+$ 和 CD8$^+$ T 细胞。CD4$^+$ T 细胞主要存在于真皮，又可进一步至少分为 Th1、Th2、Th17 和 Treg4 个亚群。CD8$^+$ T 细胞分布于表皮和真皮内。Th1 细胞主要产生 IFN-γ 和淋巴毒素活化巨噬细胞，杀死细胞内寄生病原体如结核分枝杆菌；Th2 细胞主要产生细胞因子 IL-4 和 IL-13，参与变态反应性疾病；Th17 细胞主要产生细胞因子 IL-17A 和 IL-17F，在机体抵御细胞外病原体如白色念珠菌和金葡菌感染方面起至关重要的作用；Treg 细胞主要产生细胞因子 TGF-β1、IL-10 和 IL-35，能控制免疫应答反应程度和抑制对无害抗原或自身抗原过度反应。

（二）皮肤适应性免疫应答的启动和发生

表皮中的朗格汉斯细胞和真皮内的树突状细胞均属专职抗原呈递细胞（APCs）。这些细胞在皮肤损伤和病原微生物侵入部位被激活，激活后的 APCs 通过输入淋巴管向局部引流淋巴结迁移，渐入成熟状态并增强抗原呈递功能。在淋巴结内，活化成熟的 APCs 具有呈递的抗原被幼稚 T 细胞识别，后者克隆扩增，最终分化为具有抗原特异性的效应 T 细胞和记忆 T 细胞。大部分效应 T 细胞和记忆 T 细胞移出淋巴结随血流到达损伤或感染的皮肤部位，通过表达皮肤归巢受体（称为皮肤淋巴细胞抗原，CLA）与内皮细胞表达的 E-选择素结合以及与多种趋化因子和相应受体相互作用等机制移出皮肤后微静脉到达皮肤组织内。皮肤再次受到相同的抗原刺激后，APCs呈递抗原给这些有抗原特异性的效应T细胞和记忆T细胞使其发生免疫应答。小部分记忆T细胞表达CD62L和CCR7，称为中心记忆T细胞（T细胞），移出淋巴结并在血液和周身淋巴内循环，它们通过这种方式能识别在不同部位（呼吸道和肠道）树突细胞呈递的相同抗原从而发生免疫应答。皮肤中的肥大细胞在Ⅰ型变态反应中也发挥重要的作用。

八、美学功能

健美皮肤部分体现了人的健康、美丽和自信。健美的标准在不同国家、民族和地区，不同历史时间、文化背景、审美修养和不同阶层的人们之间都存在着差异，但有一些标准是共同的。

皮肤健美体现在皮肤颜色均匀，水分含量充足，水油分泌平衡，肤质细腻有光泽，皮肤光滑有弹性，无皮肤病，面部皱纹程度与年龄相符，具有正常的对外界刺激的反应。

皮肤健美由皮肤颜色、细腻度、弹性、润泽度、皮肤的反应性和功能完整度等指标决定，与遗传、性别、年龄、内分泌变化、营养及健康状况等因素有关。

（一）肤色

皮肤颜色取决于皮肤内黑素及胡萝卜素含量、真皮血管血液供应和表皮的厚薄。中国人健康的肤色特征是在黄色基调上白里透红。

（二）细腻度

细腻度主要由皮肤纹理和毛孔大小决定。细腻的皮肤具有皮沟浅而细、皮丘小而平整的纹理。健康的皮肤表现为纹理细腻、毛孔细小。

（三）弹性度

皮肤的弹性体现在皮肤的湿度、张力、韧性、丰满度，由皮下脂肪厚度、皮肤含水量、真皮胶原纤维及弹力纤维质量与功能状态所决定。健康的皮肤表现为丰满、润泽、有弹性。

（四）润泽度

润泽度指皮肤的湿润和光泽程度。皮肤的角质层外覆皮脂膜，由皮脂腺分泌的脂类和汗腺分泌的水分乳化而成。正常皮肤含水量维持在 $10\%\sim20\%$，皮肤表面水、油平衡。

(五)反应性

反应性指皮肤对日光的反应性,即皮肤经一定剂量的日光照射后,产生红斑和色素的程度。

(六)功能完整

正常的皮肤有健康的外观,能有效地保持皮肤内外环境的平衡,灵活适应环境改变,保护机体免受外界有害刺激。

第二章　皮肤病的诊断

第一节　皮肤病的症状

患者主观感受到的不适称为症状。皮肤病的局部症状主要有瘙痒、疼痛、烧灼及麻木感等，全身症状可有畏寒、发热、乏力、食欲缺乏和关节疼痛等。症状的轻重与原发病的性质、病变程度及个体差异有关。

一、瘙痒

瘙痒是皮肤病最常见的症状，可轻可重，时间可为持续性、阵发性或间断性，范围可局限或散发。常见于荨麻疹、慢性单纯性苔藓、湿疹、疥疮等，一些系统性疾病如恶性肿瘤、糖尿病、肝肾功能不全等也可伴发瘙痒。

二、疼痛

疼痛最常见于带状疱疹，也可见于皮肤化脓性感染、结节性红斑、淋病和生殖器疱疹等，疼痛性质可为刀割样、针刺样、烧灼样等，多局限于患处。

三、麻木

麻木感及感觉异常见于偏瘫及麻风患者，感觉异常包括蚁走感、灼热感等。

第二节　皮肤病的基本损害

皮肤基本损害即皮肤病的体征，是诊断皮肤病的基本要素。皮肤病的基本损害可分为原发损害和继发损害两大类。原发性皮损又称原发疹,由皮肤病的组织病理变化直接形成,包括斑疹、丘疹、水疱、脓疱、结节、囊肿、风团等;继发性皮损由原发性损害自然发展演变,或因人为搔抓、治疗不当等形成皮肤损害,包括鳞屑、痂、糜烂、溃疡、浸渍、皲裂、瘢痕、萎缩、抓痕、苔藓样变等。有时二者不能截然分开,如脓疱为原发性损害,也可继发于丘疹或水疱。

一、原发性损害

(一)斑疹

皮肤黏膜的局限性颜色改变,既无隆起亦无凹陷,触觉不能感知,直径一般 <1 cm。直径达到或超过 1 cm 时称为斑片。

因发生机制和病理基础不同,斑疹可分为色素沉着斑、色素减退(或脱失)斑、红斑、出血斑等。色素沉着及色素减退(脱失)斑是表皮或真皮色素增加、减少(或消失)所致,压之均不褪色,如黄褐斑、花斑糠疹和白癜风等。红斑是局部真皮毛细血管扩张、充血所致,压之褪色,分为炎症性(如丹毒等)和非炎症性红斑(如鲜红斑痣等)。出血斑是由于毛细血管破裂后红细胞外渗到真皮内所致,压之不褪色,直径<2 mm 时称瘀点,>2 mm 时称瘀斑。

(二)丘疹

丘疹为浅表性、局限性、实质性、直径<1 cm 的隆起性皮损。丘疹表面可扁平(如扁平疣),也可为脐凹状(如传染性软疣)或粗糙不平的乳头状(如寻常疣);颜色可为正常皮色、红色(如扁平苔藓)、淡黄色(如黄色瘤)或黑褐色(如色素痣)。丘疹可由表皮细胞或真皮浅层细胞增殖(如银屑病、皮肤纤维瘤)、代谢产物聚积(如皮肤淀粉样变)或炎细胞浸润(如湿疹)引起。

形态介于斑疹与丘疹之间的稍隆起皮损称为斑丘疹,丘疹顶部有小水疱时称丘疱疹,丘疹顶部有小脓疱时称丘脓疱疹。

丘疹扩大或较多丘疹融合,形成直径>1 cm 的隆起性扁平损害称斑块。

(三)水疱和大疱

水疱为局限性、隆起性、内含液体的腔隙性皮损,直径<1 cm;直径>1 cm 者称大疱;内容物含血液者称血疱。由于水疱在皮肤中发生的位置不同,故疱壁可薄可厚。位于表皮内的水疱,疱壁薄,易破溃,可见于湿疹、天疱疮等;位于表皮下的水疱,疱壁较厚,很少破溃,见于大疱性类天疱疮等。

(四)脓疱

脓疱为局限性、隆起性、内含脓液的腔隙性皮损,可由细菌感染(如脓疱疮)

或非感染性炎症(如脓疱型银屑病)引起。脓疱的疱液可浑浊、稀薄或黏稠,皮损周围常有红晕。水疱继发感染后形成的脓疱为继发性皮损。

(五)囊肿

囊肿为含有液体或黏稠物及细胞成分的囊性皮损。囊肿一般有完整的囊壁,位于真皮或更深位置,可隆起于皮面或仅可触及,外观呈圆形或椭圆形,触之有囊性感,大小不等;见于皮脂腺囊肿、毛鞘囊肿、表皮囊肿等。

(六)结节

结节为局限性、实质性、深在性皮损,呈圆形或椭圆形,可隆起于皮面,或不隆起,需触诊方可查出,触之有一定硬度或浸润感。可由真皮或皮下组织的炎性浸润(如结节性红斑)或代谢产物沉积(如结节性黄色瘤)引起。结节可吸收消退,亦可破溃成溃疡,愈后形成瘢痕。

(七)风团

风团为真皮浅层水肿引起的暂时性、隆起性皮损。皮损可呈淡红或苍白色,周围常有红晕,大小不一,形态不规则,发生快,消退亦快,此起彼伏,一般经数小时即消退,多不留痕迹,常伴有瘙痒。

二、继发性皮损

(一)鳞屑

鳞屑为表皮细胞形成过快,或正常角化过程受干扰时形成的干燥或油腻的角质层细胞层状堆积。鳞屑的大小、厚薄、形态不一,可呈糠秕状(如花斑糠疹)、蛎壳状(如银屑病)或大片状(如剥脱性皮炎)。

(二)痂

痂是由皮损中的浆液、脓液、血液与脱落组织、药物等混合干涸后凝结而成。痂可薄可厚,质地柔软或坚硬,附着于创面。根据成分的不同,可呈淡黄色(浆液性)、黄色(脓性)、暗红或黑褐色(血性),或因混杂药物而呈不同颜色。

(三)糜烂

糜烂由局限性表皮或黏膜上皮缺损形成,常由水疱、脓疱破裂或浸渍处表皮脱落所致。因损害仅累及表皮,愈后不留瘢痕。

(四)溃疡

溃疡是局限性皮肤或黏膜缺损形成的创面,可达真皮或更深位置,可由感染、外伤、肿瘤、血管炎等引起。其基底部常有坏死组织附着,边缘可陡直、倾斜或高于周围皮肤。因损害深,愈合较慢且常留瘢痕。

(五)皲裂

皲裂为线状的皮肤裂口,深达真皮,常因皮肤炎症、角质层增厚或皮肤干燥导致皮肤弹性降低,脆性增加,牵拉后引起。好发于掌跖、指趾、口角等部位。

(六)浸渍

皮肤角质层吸收较多水分后变软变白,常见于长时间浸水或处于潮湿状态下的皮肤,如指、趾缝等皱褶处。摩擦后表皮易脱落而露出糜烂面。

(七)瘢痕

瘢痕是真皮或深部组织损伤或病变后,由新生结缔组织增生修复而成,可分为增生性和萎缩性两类。增生性瘢痕呈隆起、表面光滑的暗红色条状或不规则硬斑块,见于外伤或烧伤性瘢痕及瘢痕疙瘩;萎缩性瘢痕较正常皮肤略凹陷,变薄,局部血管扩张,见于外伤愈合后、红斑狼疮等。

(八)萎缩

萎缩是因表皮、真皮、皮下组织减少所致的皮肤变薄,为皮肤的退行性变,可发生于表皮、真皮、皮下组织。表皮萎缩常表现为半透明,下方血管可见,皮肤表面有细皱纹,正常皮沟变浅或消失;真皮萎缩表现为局部皮肤凹陷,表皮纹理可正常,毛发可变细或消失;皮下组织萎缩则表现为明显凹陷,静脉显现。

(九)抓痕

抓痕也称为表皮剥脱,为线状或点状的表皮或深达真皮浅层的剥脱性缺损,常由搔抓、划破或摩擦等机械性损伤所致。皮损表面可有渗出、血痂或脱屑,损伤深、大时愈后可留瘢痕。

(十)苔藓样变

苔藓样变是因反复搔抓、摩擦导致的皮肤局限性粗糙增厚,表现为皮嵴隆起,皮沟加深,皮损界限清楚。苔藓样变常见于慢性瘙痒性皮肤病(如慢性单纯性苔藓、慢性湿疹等),常伴瘙痒。

(十一)坏死与坏疽

坏死与坏疽为皮肤及皮下甚至更深组织因缺血而导致的变化。坏死多指微血管病变造成的小范围组织坏死;坏疽则多指较大血管病变造成的大面积皮肤或皮下软组织坏死,表现为局部组织变黑、萎缩,大面积坏疽还伴有皮肤温度降低、感觉消失。

第三节 皮肤病的病理改变

皮肤组织病理检查对皮肤病的诊断和鉴别诊断具有重要价值,对了解疾病的发生、发展、转归以及对治疗的选择有重要意义,是皮肤病诊疗中常用的辅助检查手段之一。

一、皮损的选择

皮疹的组织病理检查通常选择未经治疗、充分发展、具有代表性的典型皮损;大疱性皮肤病及感染性皮肤病应选择早期、新鲜皮损;环形损害应在活动性皮损边缘取材;结节性损害切取标本时应达到足够深度。取材时应包括小部分正常组织,以便与病变组织对照。尽量避免在腹股沟、腋窝、关节、胸前等部位取材。

二、取材方法及标本处理

(一)手术切取法

手术切取法最为常用,适用于各种要求及大小的皮肤标本。应注意切缘锐利整齐,切口方向尽量与皮纹一致,足够深、足够大,尽量夹持切下组织的两端,以免夹坏组织影响观察。

(二)环钻法

环钻法适用于较小皮损,或病变限于表浅处,或手术切取有困难者。

(三)削切法

削切法可用于脂溢性角化病等浅表性皮损。标本应立即放入 10％甲醛溶液或 95％乙醇中固定。若需做免疫病理,应立即将组织包于湿盐水纱布内 4 ℃保存,尽快送冰冻处理。

三、皮肤组织病理学的染色方法

皮损标本经固定、包埋、切片后,需染色方可显微镜下观察。组织标本常规以 HE 染色,染色的结果:细胞核为蓝色,细胞质及结缔组织、肌肉、神经为红色,红细胞为明亮的粉红色。95％以上的组织切片都可在 HE 染色下作出诊断。仅有少数病例针对不同的靶组织或病原体需要做特殊染色,包括 PAS 染色、阿辛蓝染色、吉姆萨染色、抗酸染色等。

四、皮肤组织病理学的常用术语

(一)角化过度

角化过度指角质层异常增厚。因角质形成过多或潴留堆积,致角质层明显增厚,为绝对角化过度。若由于表皮其他层萎缩而使角质层相对增厚,为相对角化过度。见于扁平苔藓、掌跖角化病、鱼鳞病等。

(二)角化不全

角化不全指角质层内仍有残留的细胞核。角化不全是由于表皮细胞的转换速度过快,使细胞未能完全角化便达角质层所致。见于银屑病、玫瑰糠疹、汗孔角化症等。

(三)角化不良

角化不良指表皮或附属器个别角质形成细胞未至角质层即显示过早角化,表现为核固缩、嗜酸性染色。一般见于良性疾病如毛囊角化病、病毒感染等,恶性疾病中最常见于鲍温病、鳞状细胞癌。鳞状细胞癌中角化不良细胞可呈同心性排列,接近中心部逐渐出现角化,称角压珠。

(四)颗粒层增厚

颗粒层增厚指颗粒层的厚度增加,可因细胞增生或肥大引起或两者均有。颗粒层增厚常伴有角化过度,如扁平苔藓、神经性皮炎等。

(五)棘层肥厚

棘层肥厚指表皮棘细胞层增厚。常伴有表皮突延长或增宽,一般由棘层细胞数目增多所致,见于银屑病、慢性湿疹等。由细胞体积增大所致者称假性棘层肥厚。

(六)疣状增生

疣状增生指表皮角化过度、颗粒层增厚、棘层肥厚和乳头瘤样增生 4 种病变同时存在,表皮宛如山峰林立。见于寻常疣、疣状痣等。

(七)乳头瘤样增生

乳头瘤样增生指真皮乳头不规则的向上增生,往往表皮本身也出现并行的不规则增生,使表皮呈不规则的波浪状。见于黑棘皮病、皮脂腺痣等。

(八)假上皮瘤样增生或假癌性增生

假上皮瘤样增生或假癌性增生指棘层不规则性高度增生,呈现与鳞状细胞癌相似的改变,但细胞分化良好。见于慢性肉芽肿性疾病(如寻常狼疮)、慢性溃疡的边缘等。有时高分化鳞状细胞癌、瘢痕癌亦可表现为假上皮瘤样增生,从而造成误诊。

(九)细胞间水肿

细胞间水肿表现为细胞间液体增多,细胞间隙增宽,细胞间桥拉长而清晰可见,状如海绵,故又名海绵形成,水肿严重时形成表皮内的海绵水疱。见于湿疹、接触性皮炎等。

(十)细胞内水肿

细胞内水肿指棘层细胞内水肿,细胞体积增大,胞质变淡。高度肿胀的细胞可呈气球状,称气球状变性;若细胞内水肿使细胞膨胀破裂,邻近残留的胞膜连成许多网状中隔,最后形成多房性水疱,称网状变性。见于病毒性皮肤病等。

(十一)棘层松解

棘层松解指表皮或上皮细胞间失去粘连,呈松解状态,导致表皮内裂隙或水疱。当与周围细胞完全分离后称为棘层松解细胞,其核圆,染色均一,周围绕以嗜酸性浓缩的胞质。见于天疱疮、毛囊角化病等。

(十二)基底细胞液化变性及色素失禁

基底细胞液化变性及色素失禁为基底细胞空泡化和崩解,重者基底层消失,棘细胞直接与真皮接触。基底细胞及黑素细胞损伤后,黑素脱落被吞噬细胞吞噬,或游离于真皮上部称色素失禁,常伴真皮内噬黑素细胞浸润。见于扁平苔藓、红斑狼疮、皮肤异色症等。

(十三)Kogoj 微脓肿和 Munro 微脓肿

在颗粒层或棘层上部海绵形成的基础上,中性粒细胞聚集成多房性脓疱,称 Kogoj 微脓肿;角质层内聚集的中性粒细胞形成的微脓肿,称 Munro 微脓肿。见于银屑病,特别是脓疱性银屑病等。

(十四)Pautrier 微脓肿

Pautrier 微脓肿指表皮内或外毛根鞘淋巴样细胞聚集形成的细胞巢。见于蕈样肉芽肿等。

(十五)水疱、大疱、脓疱

皮肤内出现含有疱液的腔隙,小者称为水疱,大者则称为大疱,可位于角层下、表皮内、表皮下。见于天疱疮、大疱性类天疱疮等。疱液中含有大量中性粒细胞即为脓疱,见于脓疱疮、掌跖脓疱病等。

(十六)纤维蛋白样变性

纤维蛋白样变性指结缔组织因病变而呈现明亮、嗜酸性、均质性改变,显示出纤维蛋白的染色反应。HE染色呈均质深红色。病变处最初基质增加,随后胶原纤维崩解,形成均质性或细颗粒嗜酸性物质。见于变应性血管炎等。

(十七)嗜碱性变性

嗜碱性变性指真皮上部胶原组织失去正常的嗜酸性,呈无定形、颗粒状的嗜碱性变化,重者呈不规则排列的嗜碱性卷曲纤维,与表皮之间隔以境界带。见于日光性角化病等。

(十八)黏液变性

黏液变性指胶原纤维基质中黏多糖增多,胶原纤维束间的黏液物质沉积而使间隙增宽。HE染色可呈浅蓝色,阿辛蓝染色呈清晰的蓝色。见于结缔组织病、黏液水肿等。

(十九)弹力纤维变性

弹力纤维变性指弹力纤维断裂、破碎、聚集成团或粗细不匀呈卷曲状,量减少甚至溶解消失,见于弹力纤维假黄瘤等。

(二十)淀粉样变性

淀粉样变性指在组织或血管壁内出现的呈特殊反应的无结构、半透明、均质性沉积物。因其化学反应遇碘呈棕色,类似淀粉,故得此名,实与淀粉无关。HE染色切片中,淀粉样物质呈均匀一致的淡红色,其间可出现裂隙;结晶紫染色呈紫红色,见于皮肤淀粉样变等。

(二十一)肉芽肿

肉芽肿指各种原因所致的慢性增殖性改变,病变局部形成以组织细胞为主的结节状病灶,病变中可含有组织细胞(上皮样细胞、巨噬细胞)、多核巨细胞、淋巴细胞、浆细胞、中性粒细胞等。见于结核、麻风、梅毒和各种深部真菌病等。

(二十二)渐进性坏死

某些肉芽肿性皮肤病中,真皮结缔组织纤维及其内的血管等均失去正常着色能力,但仍可见其轮廓,无明显炎症,边缘常可见成纤维细胞、组织细胞或上皮样细胞呈栅栏状排列。见于环状肉芽肿、类脂质渐进性坏死、类风湿结节等。

(二十三)血管炎

血管炎指血管壁及血管周围有炎症细胞浸润,同时伴有血管损伤,包括纤维素沉积、胶原变性、内皮细胞及肌细胞坏死的炎症。通常可见到红细胞外溢,中性粒细胞外渗,严重者可见中性粒细胞破碎形成的"核尘"。常见于血管变态反应性疾病,如变应性紫癜、结节性多动脉炎等。

(二十四)脂膜炎

脂膜炎指由于炎症反应而引起皮下脂肪组织的炎症浸润、水肿、液化或变性坏死,可形成泡沫细胞、异物肉芽肿或噬脂肪细胞肉芽肿。脂膜炎又可分为间隔性与小叶性两类,前者主要发生于脂肪小叶间,常见结节性红斑等;后者主要发生于脂肪小叶本身,可见于红斑狼疮、硬斑病等。

第四节　皮肤病的相关检查

一、病原学检查

(一)病原体检查

1.真菌检查

真菌检查包括镜检及培养。浅部真菌的标本有皮屑、甲屑、毛发、痂等,深部真菌的标本可根据情况取痰、尿液、粪便、脓液、口腔或阴道分泌物、血液、脑脊液、各种穿刺液或组织。方法如下。

(1)涂片直接镜检:取标本置载玻片上,加一滴 10% KOH 溶液,盖上盖玻片,在酒精灯外焰上稍加热将角质溶解,轻轻加压盖玻片使标本透明即可镜检,观察有无菌丝或孢子。

(2)涂片染色后镜检:染色可更好地显示真菌形态及结构。白念珠菌、孢子丝菌等可用革兰氏染色;组织胞浆菌可用瑞氏染色;隐球菌及其他有荚膜的真菌用墨汁染色后更好观察。

(3)真菌培养:可提高真菌检出率,且能确定菌种。标本常接种于葡萄糖蛋白胨琼脂培养基即沙氏培养基,置于25℃或35℃环境下培养1~3周。菌种鉴定常根据肉眼下的菌落形态,显微镜下的菌丝、孢子形态判断,必要时可小培养协助鉴定,还可配合其他鉴别培养基、生化反应、分子生物学方法确定。

2.疥螨检查

疥螨检查应选择指缝、腕屈侧等部位未经搔抓的丘疱疹、水疱或隧道,以消毒针头挑出隧道盲端灰白色小点置于玻片上,或用蘸上矿物油的消毒手术刀轻刮皮损6~7次,取附着物移至玻片上,滴一滴生理盐水后镜下观察。

3.蠕形螨检查

(1)挤刮法:选鼻沟、颊、颧等部皮损区,用刮刀或手挤压,将挤出物置于玻片上,滴一滴生理盐水,盖上盖玻片并轻轻压平,镜下观察。

(2)透明胶带法:将透明胶带贴于上述部位,取下胶带贴于载玻片上,于镜下观察。

4.阴虱检查

用剪刀剪下附有阴虱或虫卵的阴毛,用75%乙醇或5%~10%甲醛溶液固定后置于载玻片上,滴一滴10%KOH溶液后镜检。

5.其他的病原体检查

其他的病原体检查包括各种性病病原体,如梅毒苍白螺旋体、淋病双球菌、沙眼衣原体、解脲支原体等的检查,结核分枝杆菌、麻风分枝杆菌的抗酸染色检查,阴道、尿道分泌物的毛滴虫检查等。

(二)病原体相关的其他检测方法

病原体的检查除了直接查找病原体,对于感染性疾病还可以通过其他间接手段来确定病原体的种类。

1.检测病原微生物的特异性抗原、抗体

(1)梅毒螺旋体(TP)的血清学试验:人体感染梅毒螺旋体一定时间后,血清中可产生一定数量的心磷脂抗体、TP特异性抗体等,因此可用免疫学方法进行检测,以达到明确诊断、确定治疗效果等作用。常用的检测分为非TP抗原血清试验和TP抗原血清试验两类。

(2)衣原体抗原检测(C-C快速法):通过检测衣原体抗原明确病原体,有商品试剂盒检测,阳性结果结合临床可确定感染,阴性时不能完全排除。

(3)真菌G试验及GM试验:适用于深部真菌病的诊断。

G试验:在深部真菌感染性疾病中,人体的吞噬细胞吞噬真菌后能持续释放真菌的细胞壁成分(1,3)-β-D-葡聚糖,使该物质在血液及体液中含量增高。(1,3)-β-D-葡聚糖能特异性激活鲎变形细胞裂解物中的 G 因子,引起裂解物凝固,故称 G 试验。此试验适用于除隐球菌和接合菌(包括毛霉、根霉等)外所有深部真菌感染的早期诊断,尤其是念珠菌和曲霉,但不能确定菌种。

GM 试验:曲霉特有的细胞壁多糖成分是 β(1-5)呋喃半乳糖残基,菌丝生长时,半乳甘露聚糖从薄弱的菌丝顶端释放,是最早释放的抗原。GM 试验通过检测血液中的半乳甘露聚糖明确感染的真菌为曲霉,主要适于侵袭性曲霉感染的早期诊断。由于 GM 释放量与菌量成正比,该试验还可以反映感染程度,因此连续检测 GM 可作为治疗疗效的监测方法。

(4)其他检测:包括单纯疱疹病毒(herpes simplex virus,HSV)、人类免疫缺陷病毒(human immunodeficiency virus,HIV)等病原体都可通过抗体检测得到诊断。

2.分子生物学检测方法

分子生物学技术的飞速发展,为生物医学研究提供了非常便利的条件。聚合酶链反应(polymerase china reaction,PCR)技术是用于体外选择性扩增特异性核酸片段的一项技术,通过设计特异性引物,扩增病原体中的保守基因,如目前常用的 rDNA 基因等,测序后在 GeneBank 中进行比较,以达到明确病原微生物种属的目的。目前 PCR 检测技术已广泛应用于病毒、细菌、真菌等感染性皮肤病的诊断中。

二、免疫病理学检查

(一)适应证

免疫病理学检查适用于大疱性皮肤病、自身免疫性皮肤病、某些感染性皮肤病及皮肤肿瘤的诊断和鉴别诊断。

(二)方法及原理

检查方法主要有直接免疫荧光、间接免疫荧光和免疫组织化学染色。

1.直接免疫荧光

直接免疫荧光(DIF)可检测出病变组织中存在的抗体或补体。将冷冻切片组织固定于玻片上,滴加荧光素标记的抗人免疫球蛋白抗体或抗 C3 抗体,经孵育、清洗等处理后,置于荧光显微镜下观察。若组织中有人免疫球蛋白或 C3 沉积,则荧光抗体与之结合呈现荧光。

2.间接免疫荧光

间接免疫荧光(IIF)可检测出血清中存在的循环自身抗体,可做抗体滴度测定。底物为正常人皮肤或动物组织(如鼠肝切片、大鼠膀胱上皮等),将被检血清滴于底物上,滴加荧光标记的抗人免疫球蛋白抗体等,置于荧光显微镜下观察。若血清中存在循环自身抗体,荧光标记的抗人免疫球蛋白抗体即可与结合到底物上的抗体结合,呈现荧光。

3.免疫组织化学

免疫组织化学又称免疫酶标法,有多种不同的检测系统和方法,机制与间接免疫荧光法类似,显色系统为催化成色反应的辣根过氧化物酶(黄色)、碱性磷酸酶(红色)等。主要标记细胞的某种特异性成分,常用于肿瘤的鉴别诊断,如皮肤淋巴瘤的分类及诊断,基本上都需通过免疫组化染色确定。

(三)标本处理

直接免疫荧光检查需将切取的新鲜皮肤标本用湿润的生理盐水纱布包裹,在4 ℃下尽快送检。多数免疫组化染色可用普通病理方法制备的石蜡包埋组织块作为检验材料。

(四)结果分析

1.直接免疫荧光

荧光显示的部位通常为棘细胞膜、皮肤基底膜带及血管壁。天疱疮可见角质形成细胞间 IgG 呈网状沉积,大疱性类天疱疮、红斑狼疮在基底膜带出现IgG、IgM、C3 沉积,疱疹样皮炎在真皮乳头部出现颗粒状 IgA 沉积,线状 IgA 皮病则在基底膜带出现 IgA 线状沉积,血管壁内免疫球蛋白或补体沉积可见于血管炎和红斑狼疮等。

2.间接免疫荧光

间接免疫荧光可测定血清中自身抗体的性质、类型和滴度。如结缔组织病中抗核抗体的类型可分为周边型、均质型、斑点型及核仁型。

三、变应原检测

变应原检测用于确定变应性疾病患者的变应原,特别是对职业性皮肤病的病因确定有重要价值。变应原检测可分为体内试验和体外试验。

(一)斑贴试验

斑贴试验是目前临床用于检测Ⅳ型超敏反应的主要方法。根据受试物的性质,配制成适当浓度的浸液、溶液、软膏或原物作为试剂,以铝制斑试器或其他适当的方法将其贴于皮肤,一定时间后观察机体是否对其产生超敏反应。

1.适应证

接触性皮炎、职业性皮炎、化妆品皮炎等。

2.方法

将受试物置于斑试器内,贴于背部或前臂屈侧的健康皮肤,其上用一稍大的透明玻璃纸覆盖后再固定边缘。同时做多个不同试验物时,每两个受试点之间距离应>4 cm,同时必须设阴性对照。

3.结果及意义

48~72小时后观察结果。受试部位无反应为(一),出现痒或轻度发红为(±),出现单纯红斑、瘙痒为(+),出现水肿性红斑、丘疹为(++),出现显著红肿、伴丘疹或水疱为(+++)。阳性反应说明患者对受试物过敏,但应排除原发性刺激或其他因素所致的假阳性反应。刺激性反应于受试物除去后红斑很快消失,而变态反应除去受试物后24~48小时,皮肤表现往往增强。阴性反应则表示患者对试验物无敏感性。

4.注意事项

应注意以下几点:①需注意区分变态反应及刺激反应;②假阴性反应可能与试剂浓度低、斑试物质与皮肤接触时间太短等有关;③不宜在皮肤病急性发作期做试验,不可用高浓度的原发性刺激物做试验;④受试前2周和受试期间服用糖皮质激素、受试前3天和受试期间服用抗组胺类药物均可出现假阴性;⑤如果在试验后72小时至1周内局部出现红斑、瘙痒等表现,应及时就诊。

(二)皮肤光斑贴试验

1.适应证

皮肤光斑贴试验适用于光变应性接触性皮炎,可发现致病的光敏物,确定光变应原。

2.方法

测定患者的最小红斑量,将两份标准光斑贴试验变应原分别加入药室内,贴于上背部中线两侧正常皮肤,用不透光的深色织物遮盖。24小时后去除两处斑试物,其中一处用遮光物覆盖,避免任何光线照射作为对照,第2处用50%最小红斑量的UVA进行照射。照射后24小时、48小时、72小时分别观察结果,必要时第5天、第7天再观察。

3.结果判断

结果判断同皮肤斑贴试验。

4.临床意义

未照射区皮肤无反应,照射区有反应提示光斑贴试验阳性,考虑光变应性反应;两处均有反应且程度相同考虑接触性变应性反应;两处均有反应但照射区反应程度大,则考虑为接触性变应性反应及光变应性反应共存。

5.注意事项

受试前服用糖皮质激素及抗组胺药物均会对试验结果产生影响;结果判断时,需要注意使用不适当光源引起物理性损伤的假阳性反应。

(三)点刺试验、划破试验及皮内试验

1.适应证

点刺试验、划破试验及皮内试验适用于荨麻疹、特应性皮炎、药疹等多种与速发型超敏反应相关的变应性疾病。划破试验目前已被点刺试验取代。皮内试验主要用于药物速发超敏反应检测,如青霉素皮试。

2.方法

一般选择前臂屈侧为受试部位,局部清洁消毒。点刺试验和划破试验按说明书将受试液经点刺或划破进入皮肤,5~10分钟后拭去试液。皮内试验一般选腕部,皮内注射受试液 0.1 mL,常用生理盐水或注射用水在对侧设阴性对照。一般均以组胺液为阳性对照。

3.结果

应用受试液部位与应用生理盐水部位的皮肤反应强度相同为(一),强度与组胺相似为阳性(＋＋＋),较强为(＋＋＋＋),较弱则相应标为(＋＋)及(＋)。若未设置阳性对照,无红斑或风团为(一);红斑直径≥1 cm,伴轻度风团为(＋);红斑直径约 2 cm,伴风团为(＋＋);红斑直径＞2 cm,或(并)出现伪足为(＋＋＋＋)。

4.点刺试验注意事项

试验时注意以下几点:①宜在无临床表现时进行;②设生理盐水及组胺液作为阴性及阳性对照;③结果为阴性时,应继续观察 3~4 天,必要时 3~4 周后重复试验;④有变应性休克史者禁行试验;⑤有发生变应性休克的可能,需备肾上腺素注射液;⑥受试前 2 天应停用抗组胺类药物;⑦妊娠期尽量避免检查。皮内试验注意事项同点刺试验 4~6 项。

(四)血清变应原检测

血清变应原检测是一种变应原的体外检测方法,即将特异性变应原吸附于特定载体上,通过酶联免疫法、免疫印迹法等检测患者血清中特异性 IgE 或 IgG,从而为寻找特异性变应原提供线索。敏感的血清变应原检测一般使用进口试剂盒进行检测,需结合患者体验谨慎解释检测结果。

四、物理检查及皮肤科专用仪器检查

(一)玻片压诊

选择洁净、透明度好的玻片压迫皮损,15 秒后在玻片上观察皮损颜色变化情况。充血性红斑会消失而出血性红斑及色素斑不会消失,颜面播散性粟粒性狼疮皮损可出现特有的苹果酱颜色。

(二)皮肤划痕试验

在荨麻疹患者皮肤表面用钝器以适当压力划过,可出现以下三联反应,称为皮肤划痕试验阳性。①划后 3～15 秒,在划处出现红色线条,可能由真皮肥大细胞释放组胺引起毛细血管扩张所致;②15～45 秒后,在红色线条两侧出现红晕,此为神经轴索反应引起的小动脉扩张所致;③划后 1～3 分钟,划过处出现隆起、苍白色风团状线条,可能是组胺、激肽等引起水肿所致。

在皮肤划痕 15 秒后出现血管收缩反应,呈苍白色,为白色皮肤划痕试验阳性,常见于特应性皮炎等。

(三)醋酸白试验

人乳头瘤病毒感染的上皮细胞与正常细胞产生的角蛋白不同,能被冰醋酸凝固变白。用 5％醋酸溶液外搽或湿敷患处,2～5 分钟后,病灶局部变白且境界清楚者为阳性。

(四)滤过紫外线

滤过紫外线(黑光灯)是高压汞灯发射出的波长为 320～400 nm 的紫外线光波,可用于色素异常性皮肤病、皮肤感染及卟啉病的辅助诊断,也可观察疗效。

1.方法

在暗室内将患处置于黑光灯下直接照射,观察皮损处荧光类型。

2.临床意义

色素减退、色素脱失或色素沉着性皮损更易与正常皮肤区别。假单胞菌属感染发出绿色荧光,铁锈色小孢子菌、羊毛状小孢子菌等感染为亮绿色荧光,黄癣菌感染为暗绿色荧光,马拉色菌感染为棕色荧光,紫色毛癣菌和断发毛癣菌感染无荧光。皮肤迟发性卟啉病患者尿液为明亮的粉红-橙黄色荧光,先天性卟啉病患者牙、尿、骨髓发出红色荧光,红细胞生成性原卟啉病患者可见强红色荧光。局部外用药(如凡士林、水杨酸、碘酊等)甚至肥皂的残留物也可有荧光,应注意鉴别。

(五)皮肤镜检查

皮肤镜是一种可放大数十倍的皮肤显微镜,能检查从表皮到真皮细胞内外色素、血管内外的血液色素以及皮肤、毛发的细微变化。

用皮肤镜检查时可将透镜覆盖在皮肤上进行观察,获得二维图像,放大固定10倍率以上;亦可使用光纤皮肤镜,在屏幕上实时可视,并能达到更高的放大倍率。

皮肤镜最重要的应用领域是黑素瘤的诊断和鉴别诊断,如黑素瘤与黑素细胞痣、脂溢性角化病、基底细胞癌、血管性肿瘤等肿瘤及出血性损害等的鉴别诊断。此外,对毛发疾病、银屑病、扁平苔藓、疱病等均可提供重要的诊断线索。

(六)光敏试验

光敏试验是通过测定最小红斑量(MED)判断受试者是否存在 UVA 及 UVB 的光敏感和光敏感强度的试验。

1.适应证

光敏试验适用于多形性日光疹、慢性光化性皮炎等光敏性疾病及光线促发或加重的皮肤病。

2.测定方法

取前臂屈侧、背部或腹部为受试部位,一侧照射 UVA、另一侧照射 UVB,每侧 8 孔,各孔照射剂量递增。

3.结果判定及意义

24 小时判定结果,观察所测 UVA、UVB 孔内皮肤变化,观察到红斑的下 1 格作为最小红斑量(MED 值),MED 值低于正常人群提示光敏感;受试者 UVB 的 MED 值低于正常人群 MED 值,提示受试者光毒性耐受力降低;受试者 UVA 的 MED 值低于正常人群的 MED 值,提示光敏感性高;受试部位出现速发风团,提示日光性荨麻疹。

4.注意事项

(1)进行照射时,受试者和操作人员须佩戴护目镜。

(2)选择无皮损的正常皮肤作为照射区。

（3）试验过程中，操作人员不得离开现场，避免让受试者自行操作设备，认真监护设备运行，做好辐照记录。

（4）受试部位应避免日晒、烫洗、搔抓等刺激。

（5）照射部位可出现红斑反应，继而色素沉着，红斑处可涂抹激素类外用药，色素沉着可自行消退。

第五节　皮肤病的诊断思路

皮肤病的诊断同其他疾病一样，需对病史、体格检查、辅助检查等信息进行综合分析。

一、病史

（一）一般资料

一般资料包括患者的姓名、性别、年龄、职业、民族、籍贯、婚姻状况、出生地等。这些虽属一般项目，但对疾病的分析、诊断有不可或缺的价值，如系统性红斑狼疮好发于育龄期妇女；演员易出现化妆品皮炎；有些疾病分布具有区域性，如麻风、深部真菌病等。准确的地址和电话有助于对患者进行随访。

（二）主诉

患者皮疹表现、伴随症状及持续时间。

（三）现病史

患者发病至就诊的全过程，包括疾病诱发因素、前驱症状、初发皮损状况（如性质、部位、数目、分布、扩展顺序、变化规律等）、伴随的局部及全身症状、治疗经过及其疗效。应注意饮食、药物、接触物、季节、环境温度、日光照射等因素与疾病发生、发展的关系。

（四）既往史

过去曾罹患的疾病名称、诊治情况及其转归，特别是与现有皮肤病相关的疾病。应注意有无药物过敏史和其他过敏史。

（五）个人史

患者的生活情况、饮食习惯、婚姻及生育情况和性生活史，女性患者应包括月经史、妊娠史等。

(六)家族史

应询问家族中有无类似疾病及其他疾病,有无传染病、近亲结婚等。

二、体格检查

通过认真体检可把握皮损的特点。不少皮肤病与其他系统之间可能存在密切关系,因此必要时应做系统查体。

皮肤检查时,应注意对皮肤黏膜及其附属器进行全面检查,以期获得尽可能多的信息;光线应充足,最好在非直射自然光下进行,也可在日光灯下进行,以获得最接近真实的皮损信息,室内温度应适宜。

(一)视诊

1.性质

应注意区别原发性皮损与继发性皮损,是否单一或多种皮损并存。

2.大小和数目

斑疹大小可实际测量,丘疹、结节等有立体形态者可测量,亦可用实物描述,如芝麻、小米、黄豆、鸽卵、鸡蛋或手掌大小;数目为单发、多发可用数字表示。

3.颜色

正常皮色或红、黄、紫、黑、褐、蓝、白等。根据颜色的深浅,还可进一步划分描述,如红色可分为淡红、暗红、鲜红等。

4.界线及边缘

界线可为清楚、比较清楚或模糊,边缘可整齐或不整齐等。

5.形状

形状可呈圆形、椭圆形、多角形、不规则形或地图状等。

6.表面

表面可为光滑、粗糙、扁平、隆起、中央脐凹状、乳头状、菜花状、半球形等,还应观察有无糜烂、溃疡、渗出、出血、脓液、鳞屑和痂等。应注意某些疾病皮损的细微特殊变化,如扁平苔藓的 Wickham 纹、盘状红斑狼疮的毛囊角栓等。

7.基底

基底可较宽、较窄或呈蒂状。

8.内容

对水疱、脓疱和囊肿等,需观察内容物为血液、浆液、黏液、脓液、皮脂、角化物或其他异物等。

9.排列

孤立或群集,排列呈线状、带状、环状或无规律。

10.部位和分布

根据皮损发生部位可对皮肤性病的种类进行大致归类,应查明皮损位于暴露部位、覆盖部位或与某特定物一致。皮损分布方式为局限性或全身性,是否沿血管分布、神经节段分布或对称分布。

(二)触诊

了解皮损是坚实或柔软,是浅表或深在,有无浸润增厚、萎缩变薄、松弛或凹陷,局部温度是正常、升高或是降低,是否与周围组织粘连,有无压痛,有无感觉过敏、减低或异常,附近淋巴结有无肿大、触痛或粘连等。

三、诊断

通过对病史、体格检查、实验室检查等资料进行认真的分析、归纳,即可对大多疾病作出诊断或初步诊断。

第三章　皮肤病的防控

第一节　皮肤病预防与控制策略的制定

一、制定皮肤病预防与控制策略的意义

(1)成功的疾病预防与正确的控制策略是对人类与疾病做斗争所积累经验的高度概括,是人类智慧结晶的升华。全球天花的消灭、麻风的有效控制等疾病防治的伟大成就,都是人类长期在与疾病做斗争中不断获得进步的基础上,灵活运用人类智慧而实现的。

(2)皮肤病预防与控制策略为皮肤病防治工作提供了指导方针。制定疾病预防与控制策略可为确定疾病控制具体措施提供重要依据,是开展卫生宣教、健康促进、指导人们采取正确卫生行为的宏观指导思想。

(3)皮肤病预防与控制策略是制定有关卫生政策与法规、合理配置卫生资源的客观依据。

(4)皮肤病预防与控制策略是人类最终消灭皮肤病的必要保障。人类消灭天花的事实证明,正确的预防与控制策略是有效消灭、控制疾病取得成功的关键。

二、制定皮肤病预防与控制策略的原则

充分了解皮肤病的发病人群、时间、地点的特点及其影响因素,根据现实人们对皮肤病的认识和现有的卫生资源,充分利用现有的科学技术和社会资源,提出有针对性的、合理的控制策略。这是实施具体控制措施、开展皮肤病防治的必要前提,并可达到事半功倍的效果。

（一）坚持贯彻执行"预防为主"的方针

"预防为主"的方针一直是指导我国卫生工作的根本性战略方针，这一方针亦深深地融入人民群众的卫生观念之中，而皮肤病控制的理论与实践也都必须围绕这个方针进行。

（二）宏观目标和微观目标相结合

宏观目标主要是倡导社会动员和组织发展，其目标是建立一个支持环境。倡导的目的在于建立一个良好的公共卫生政策和政治上的支持环境；社会动员则是为了建立一个多部门参与的合作网络，从而建立一个良好的社会文化环境和组织部门的服务体系。组织发展是把社区或工作单位等建设成既有某种组织功能又有协调疾病预防与控制功能，以达到保护和促进其成员健康的效果。例如，我国卫生Ⅶ项目有关性病和艾滋病预防干预的总目标，就是要建立和完善由政府领导、多部门合作、全社会参与的新艾滋病预防和控制体系，普及性病、艾滋病防治知识，创造一个有利于控制性病、艾滋病的环境，控制快速增长的性病、艾滋病发病率，减少因感染或发病而造成的对个人、家庭和社会的影响。

微观目标是指具体措施的成功实施，要发展预防接种、治疗药物与皮肤病监测的新技术、新产品、新方法，从而为皮肤病预防与控制提供具体措施。

宏观目标与微观目标有机结合，有助于制定合理、健全且行之有效的皮肤病预防与控制策略。对于性病、艾滋病，一方面可以对一般人群、高危人群进行有针对性的教育，在学校开展预防性病、艾滋病的教育；另一方面，通过改变个人行为和技能、推广避孕套使用、不共用注射器、对医务人员进行培训等措施，可有效控制性病、艾滋病。这两方面要有机结合，以加强预防和控制性病、艾滋病的流行与发生。

（三）普遍性预防与特殊性控制相结合

由于皮肤病发生的原因、条件和诱发因素以及皮肤病发生过程和其特征的千差万别，人群的社会与行为特征因时因地而异，因此，对皮肤病的预防与控制也应该因地制宜，采取普遍性预防与特殊性控制的策略。例如，艾滋病的预防与控制工作，对于一般人群，应以普遍性预防为主；而对于高危人群和感染者，则应该实行特殊性控制措施。又如对于麻疹和性病，除进行免疫预防外，还需要采取加强监测和健康教育等措施进行普遍性预防。

（四）坚持综合防制的策略

对于皮肤病的预防与控制，应该采取多种措施进行综合防制。全球天花的消灭就是人类灵活综合运用多种策略措施,从而成功地控制并消灭疾病的典范。采取综合防制措施时应该充分考虑到能够影响皮肤病发生的各种自然、社会及个体行为等不利因素,尽可能消除这些不利因素的影响。如通过推进预防接种、皮肤病监测、健康教育、社区卫生服务,大力开展爱国卫生运动,加强卫生法制化管理和强化卫生法制宣传教育等防制措施,积极创造有利因素,努力控制、减少皮肤病的发生。

三、制定皮肤病预防与控制策略的基础

制定皮肤病预防与控制策略既要立足于人群与皮肤病关系的宏观基础,又要考虑实际的预防与控制措施技术水平以及当地的卫生资源基础。

(一)社会卫生基础

社会卫生基础的发展水平决定着人类对皮肤病预防与控制能力,也影响着皮肤病预防与控制策略的制定。

全球性卫生策略有益于世界大范围内皮肤病的预防与控制。如 1991 年世界卫生大会通过了"全球在 2000 年消除作为公共卫生问题的麻风"的决议,各国政府普遍承诺,这将有助于全球范围内的麻风预防与控制。

1.卫生政策与社会卫生观念

不同国家在不同时期的卫生政策具有阶段性,但都是为了满足一定社会时代对卫生资源分配和解决当时主要的公共卫生问题,或者是为了实现某个卫生目标而制定。有些皮肤病对人类的危害不仅仅是单纯的生物学问题,同时已成为严重的社会问题,仅靠政府或卫生组织的主导努力是不够的,还需要全社会共同参与。如艾滋病、梅毒等疾病发病和流行与社会习惯、个人生活方式和卫生观念密切相关。这些皮肤病发病率在全球大多数国家均呈上升趋势,皮肤病的卫生工作方针要随社会进步而适时修订,必须动员全社会力量来推进卫生工作,这就是所谓的社会大卫生观念。我国艾滋病的预防与控制工作,就是通过政府领导、多部门协作和全社会参与来开展的,充分体现了社会大卫生观念。

2.社区卫生服务状况

良好的社区卫生服务状况有助于皮肤病预防与控制策略的制定与执行。合理的卫生资源配置,健全的社会卫生保健制度,政府对卫生工作的大力投入均为预防与控制策略的卫生实践提供了良好的基础与保障。因此,制定预防与控制的策略时应充分考虑以上各种现实情况,以便保证策略的针对性、可行性。

3.医学模式

医学模式是人们观察和处理医学问题的思想和方法,它反映了人们在某个

特定历史时期对健康和疾病现象的认识,也是对医学理论的高度概括。随着社会的发展、疾病谱的改变和科学技术的进步,医学模式已由传统的生物医学模式发展为现代的生物-心理-社会医学模式。现代医学模式对医学研究和卫生服务产生了巨大影响,尤其是对皮肤病的预防与控制工作影响深重,使人们认识到不能单纯从生物医学的角度去观察和处理问题,而要从生物医学、心理学和社会学的角度,多层次、全方位地观察和处理问题。皮肤病尤其是性病、艾滋病的预防与控制有效与否,社会因素往往起着决定作用。社会经济的发展、生活水平的提高和卫生知识的普及,会比单纯的生物医学方法更能发挥作用。目前为止,艾滋病尚无特异的疫苗和药物进行防治。世界各国均将加强健康教育和改变危险行为作为主要预防措施,并通过全社会参与、实行综合治理的策略来贯彻执行,实践证明是有效的。

(二)人类对皮肤病的认识水平

具体而言,制定针对某种皮肤病的预防与控制策略前,必须对该病的发生规律有深刻的认识。了解了该病的流行病学特点(分布和自然史)、该病对人群健康与社会经济危害程度以及防治的生物医学技术,将有助于制定宏观的、全面的预防控制策略与措施。

(三)科学技术发展水平

科学技术的发展对皮肤病的预防与控制水平起着决定作用,高新技术在医学工程中的广泛应用,极大地推动了医学的发展。因此,制定预防与控制策略必须考虑到合理综合利用当前高效的医学生物学技术,以便更好地进行皮肤病的预防与控制。

诊断疾病的新方法、新仪器、新技术,卡介苗、麻疹疫苗、新型抗生素及免疫球蛋白等免疫预防性生物制品的研制与生产,使相关皮肤病的预防与控制乃至消灭成为可能。

(四)其他政策、法规的影响

制定皮肤病的卫生控制策略必须考虑到其他政策制度的影响。卫生政策、法规的制定,原则上要与社会制度相适应,同时也应该考虑到要合理利用其他政策、法规的协同作用。当然,如果有可能,在其他政策、法规制定时也要考虑到已经推行或即将推行的卫生政策、法规。

第二节　皮肤病预防与控制策略

一、传染性皮肤病预防与控制的对策

传染性皮肤病的预防与控制,是针对流行过程的 3 个环节、两个因素而展开的。对两个或两个以上的环节和(或)因素同时采取措施称综合性措施。综合措施包含有经常性的预防措施与发生疫情时紧急措施相结合、一般人群与易感人群各有侧重、人群防治与健康教育相结合等含义。对 3 个环节、两因素中某一个薄弱点重点突破的措施称为主导措施。防制传染性皮肤病力求掌握主导环节,对其采取主导措施,这样会收到事半功倍的效果。而对于某些病因未明皮肤病,则应采取综合性措施进行防制。

传染性皮肤病预防与控制策略的制定,必须坚持以人群防治及预防为主,同时还应该包括以下几个方面。

(1)加大执法力度,实行依法防治,贯彻实施《中华人民共和国传染病防治法》《化妆品监督管理条例》《公共场所卫生管理条例》等卫生法规。严格执行各类卫生监督、检查、检疫,规范并完善各种传染性皮肤病报告制度,并不断加强各类卫生法规的宣传。

(2)广泛开展卫生宣传和健康教育,普及皮肤病防治知识,积极深入群众,把卫生知识送到千家万户,把简便易行的各种防病措施教给群众,培养群众养成良好的卫生习惯,不断提高群众的卫生意识和自我防病能力。

(3)深入开展群众性的爱国卫生运动,彻底清理环境,科学实施消毒杀虫灭鼠,清除传染性皮肤病发生与流行的条件。

(4)对传染性皮肤病患者、病原携带者早发现、早诊断、早治疗,对艾滋病、淋病、梅毒等患者的性伴侣必须按有关规定进行医学检查、检疫、检验、服药治疗、免疫接种等预防措施,直至确认无染疫为止。

(5)加强公共卫生设施建设,提倡安全用水,严格废污处理,优化环境卫生。

(6)加强专业防治队伍建设,健全医疗机构,各类医疗保健系统应建立健全消毒隔离制度,完善消毒隔离设施。

(7)加强干预措施,改变政策环境,改变个人行为,动员全社会参与。如性病、艾滋病的预防与控制,可以通过改变政策环境,实施性病、艾滋病管理条例,

建立宽松环境,匿名治疗;加强健康教育,对一般人群、高危人群进行有针对性的教育,在学校开展预防性病、艾滋病的教育;改变个人行为和推广避孕套使用,对医务人员进行培训;改善社区服务,加强宣传,努力动员全社会参与等措施来进行干预。

目前各城市主要通过对性病、艾滋病的主要行为危险因素设计干预活动来达到疾病控制、健康促进的目的。

(8)加强传染性皮肤病监测与疫情系统建设,提高疫情报告、分析与预测能力。

二、非传染性皮肤病的控制对策

以银屑病、系统性红斑狼疮及皮肤肿瘤等为代表的慢性非传染性皮肤病的防治,现阶段应采取积极推进以社区为基础,以健康促进为主的方式;建立适宜的各种急慢性皮肤病防治政策环境,为各地培养骨干人员,建立信息监测系统及针对危险因素采取干预措施等综合防治策略。

(一)健康促进与人群防治

健康促进和人群防治是最经济、最有效的非传染性皮肤病控制对策。健康促进是通过个体和社区途径以增加健康资源或减少个体或整个社区的危险因素。个体的健康促进途径是通过增加一定的环境资源,尤其是通过免疫健康教育和咨询等,以及改进个人生活方式达到增强个体身心健康的目的。社区健康促进途径通常应用政治的、立法的、行政管理的策略和方法改善经济、文化、社会、自然、技术等健康资源和改进个人生活方式来增强个人和社会人群的健康潜能。

健康促进主要通过将制定政策、营造支持环境、广泛的社区动员、提高个人技能和卫生服务方向的调整5个方面的基本策略统筹起来进行考虑和综合设计。这样,不仅可以增强当时的预防与控制效果,更重要的是为健康促进的持续发展与巩固创造了条件。

健康促进必须依靠政策支持,例如在公共浴室使用淋浴、减少集体池浴,加强旅馆、浴室卫生管理,加强劳动卫生监测与管理等都需要相应法规的积极支持,而法规的制定与实施又需要各级领导的重视与支持。因此,当前更需努力争取各级领导的支持,争取在政策上给予倾斜。

(二)社区卫生服务

随着皮肤病流行趋势和种类的变化,越来越多的卫生服务需要在社区内进行,可以说社区服务的开展,既是健康策略的一个方面,同时也是健康措施得以实施的重要保障。健康促进需要在社区进行,对于一般人群的健康宣传教育要在社区进行;对于高危人群的干预也需要在社区进行;慢性病的康复最终也需要在社区进行;保持良好的社区环境,维护健康的心理状态都要在社区内进行;而且许多非传染性皮肤病有着共同的危险因素,这些危险因素的测量、控制均需要在社区内进行。

(三)健康环境

保护和提高人类健康要依赖社会经济的发展,需要改善人类的生存环境、减少长期污染,提供更好的工作条件,这需要政府在中央、地方各不同水平的统筹安排,实施多部门规划与管理。同时,因为许多共同问题,如空气、水污染和潜在危险物质的运输,可能会影响到不同的国家,这就需要国际间在监测与控制等多方面进行合作。

(四)三级预防同时进行

皮肤病的预防与控制往往是双向作用、融为一体的,由于三级预防中的每一级都有其特定的内涵及应用角度和阶段,所以在皮肤病防制的研究中,三级预防必须同时或同步进行并有机结合。只有这样,才能科学合理、有效地保证全方位、全阶段或全过程地进行皮肤病预防与控制。

(五)人群干预

人群干预是预防与控制非传染性皮肤病,特别是营养缺乏及代谢障碍性皮肤病、皮肤肿瘤的关键。通过改变政策环境,加强健康教育,对一般人群、高危人群进行有针对性的教育,通过改变个人行为、调整膳食结构、改善社区服务等加以预防与控制。

第三节　皮肤病预防与控制措施

疾病控制策略和措施犹如军事上的战略与战术,二者关系密切。缺乏有效的措施或不考虑疾病预防措施的可行性,将会使制定的策略无法落实而达不到目的。相反,缺乏策略思想指导下的疾病控制措施,往往事倍功半,收效甚微。只有在正确、合理的策略指导下,采取有效、可行措施,才能以最小的投入取得最大的预防与控制效果。针对人群不同时期的皮肤病发病情况,应该因地制宜地采取有效的防制措施,而决定措施必须与"无病先防、早防"与"有病快治、早治"的防治相结合。从不同角度可以将皮肤病控制进行以下分类。

一、宏观性控制与微观性控制

(一)宏观性控制

宏观性控制是以社会的某一地区及人群甚或以全社会为注重目标,对疾病实施的控制。如控制传染性皮肤病的发生或当某地区某人群有传染性皮肤病发生时,通过采取一定措施、手段及方法,控制其向外传播、扩散与流行;如强调保护和加强社会各种环境的卫生状况,控制一些皮肤病,使其不再发生、少发生等。它注重的是如何维护全地区、全人群甚或全社会的健康状况,而不是某个人或某几个人的健康状况。

(二)微观性控制

微观性控制是针对某个人或某几个人的皮肤病实施的控制,如临床上对所有患者的皮肤病实施的具体控制;家庭环境中自我采用一定措施或方法,通过中医按摩、自我用药等来控制一些皮肤病的加重或发展。为了把握和提高全社会或全民族的健康水平,对疾病实施宏观性控制是至关重要的。而要真正从根本上控制皮肤病的发生、存在、变化与发展,微观性控制又不可缺少,即必须落实到具体的每一个患者身上,通过依靠一个个的微观性控制,来集合或组合性地实现宏观性控制。

二、主动性控制与被动性控制

(一)主动性控制

主动性控制是指社会或患者在某些或某种皮肤病发生后,主动采取一定的措施、手段及方法。最普通而常见的是及时组织进行疫检和去医院就诊,并在卫生防疫人员和医师的指导下对皮肤病进行控制,以防范、控制皮肤病的加重、恶化和发展,以及避免一些相关的人染上相同的皮肤病,从更大的可能上保护人的健康尽量不受或少受皮肤病的损害。

(二)被动性控制

被动性控制是指社会或患者在某些或某种皮肤病出现后,并不是一开始就积极地想办法及时控制皮肤病的发生和发展,而是以忍耐、放纵以及任皮肤病随意变化和发展的消极态度对待皮肤病,只有当皮肤病的损害大大超越了人体的抵抗力,即病情严重程度已经明显危及人的生命或实在让人无法忍受时,才引起注意和警惕,而不得不从社会角度采取措施或不得不去医院医师那里就诊,即社会或人处在极被动的情况下对皮肤病实施的控制。被动性控制往往使人丢掉或丧失了许多良好的皮肤病控制时机。预防医学倡导人们,对皮肤病要做到早期发现、早期诊断和早期控制,提倡主动性控制。但由于被动性控制也有一定的机遇、条件和可能在患者濒临危机的情况下,使人变被动为主动,即也有希望能使人转危为安,保障人的健康及生命安全。

三、持续性控制与间断性控制

(一)持续性控制

持续性控制是指在皮肤病的种类、性质、程度及转归和发展趋向等都已清楚或都已明确的情况下,通过采取最为科学、合理、有效的措施、手段及方法(包括用药、手术、理疗等),来对皮肤病实施的一种连续而不间断的控制。这种控制,在保证控制条件(如经费、药品、场所、设施、食物等)十分充足的情况下,完全可以在短时间内就把皮肤病有力地控制与彻底消除掉,而避免皮肤病迁延不愈、反反复复、加重、恶化或转移。

(二)间断性控制

间断性控制是指在皮肤病种类、性质、程度及转归和发展趋向等有些情况还没有完全清楚的情况下,为了阻止或抗击它的变化与发展而实施的一种非持续性的控制。这种控制往往只对皮肤病其"标",而非对皮肤病其"本",且控制效果也不可观和可靠,甚至在皮肤病性质还没弄清的情况下,这种控制的效果有时还会适得其反。皮肤病控制还是以持续性控制为主并首选,间断性控制只作为一种迫不得已情况下的补充或辅助措施,不宜过多提倡。

四、传染性皮肤病的控制与非传染性皮肤病的控制

(一)传染性皮肤病的控制

传染性皮肤病的控制是针对传染性皮肤病的存在、发生、变化与发展,通过采取一定有效的措施、手段和方法,如控制传染源、切断传播途径、保护易感人群等实施的一种控制。传染性皮肤病不同于其他疾病,不尽早实施严密、周到、有效的控制,其就会借助一定的因素(主要是人与人直接或间接性的接触)而迅速向外传播、扩散,在更多的人群中造成流行。传染性皮肤病的预防与控制工作,要在各级政府的领导下,动员全社会参与,贯彻预防为主的方针,才能取得良好

的效果。传染性皮肤病的控制应采取三级预防措施,同时应不断加强皮肤病监测工作的强度。

(二)非传染性皮肤病的控制

非传染性皮肤病的控制是指对一些非传染性皮肤病如职业性皮肤病、荨麻疹、皮肤癌等疾病实施的控制。由于人们生活水平的提高和现代医学科技的发展,对非传染性皮肤病的控制,也越来越占有主要的地位。非传染性皮肤病的预防对策是建立在流行病学调查研究结果的基础上。近年来,计算机的普及与多因素分析方法的实际应用,使非传染性皮肤病的病因学研究得到很快的发展,对判断病因线索、分辨危险因素和识别易感人群都提供了有力的参考,并为病因、三早(早发现、早诊断、早治疗)和对症治疗的三级预防措施,奠定了良好的基础。

三级预防是建立在疾病发生发展的自然史基础上,以预防为主,防治结合,融预防、治疗于一体,以调动全体医务人员参与疾病预防。首先是防病于未然,对已发生的病例,尽可能早发现、早诊断、早治疗,以缩短病程,减轻病情,预防病残。对已出现残疾障碍者,仍应通过积极耐心的康复治疗,将病残及个人、家庭、社会负担控制于最低水平。

任何皮肤病都有其一定的病程阶段,即发病前期、发病中期及发病后期。在发病前期,虽未发病,但已存在各种潜在的危险因子,机体在这个时期也有某些病理生理改变。在发病中期一般都有轻重不一的临床表现。在疾病后期,其结局并不只是痊愈或死亡,很多患者发生病残。作为预防工作者来说,在皮肤病的每一阶段,都可以做许多工作来力阻疾病的开始和严重恶化。根据皮肤病的自然史,预防工作也相应地分为三级。第一级预防又称病因预防、初级预防;第二级预防为"三早"预防,即早发现、早诊断、早治疗;第三级预防为对症治疗、防止伤残和加强康复工作。

五、原发病的控制和继发、衍生病的控制

(一)原发病的控制

原发病的控制是针对人体一些原发性皮肤病而实施的控制;而继发或衍生病的控制,则是针对人体一些继发或衍生性皮肤病实施的控制,如控制糖尿病患者身上继发的皮肤损害等。

(二)继发、衍生病的控制

继发、衍生病的控制对保全人体健康与生命来讲也不可缺少。但若不与原

发病的控制同步进行,其效果也会因皮肤病源路未断而不会完全可靠和可观。所以,对原发病的控制,仍然是维护或保全人体健康与生命的关键或根本。

六、其他

根据注重的目标有别,皮肤病控制还可分为急性病的控制与非急性即慢性病的控制、良性病的控制与非良性即恶性病的控制以及病源控制、病因控制和对症控制等。其中的病源控制,就是针对病源(如包括患者在内的感染性皮肤病病菌与病毒的携带者)实施的控制;病因控制,就是针对皮肤病的发生原因实施的控制;对症控制,则是在能或不能进行病源或病因性控制的情况下,为了防止皮肤病的加重或向恶性化方面发展,而针对一些皮肤病损害表现实施的同步或非同步性控制,如幼儿急疹高热时应用解热镇痛药物进行的控制,对休克患者紧急应用升压、脱敏等药物进行的控制等。

第四节　皮肤病的监测

疾病监测是连续系统地收集、分析和解释同卫生计划和评估有关的资料,及时地把资料分发给应该知道这些情况的人。监测最后一个环节是把这些资料用于预防和控制疾病。

一个监测系统应具备把资料收集、分析和反馈,同公共卫生项目连接起来的功能。疾病监测对于制定有关卫生规划,评价卫生项目的效果、了解人群健康或疾病流行状况,指导改善人群健康和生活质量均具有重要意义。

一、疾病监测在皮肤病预防与控制中的重要作用

通过对人群的皮肤病的发病流行情况进行疾病监测,特别是对麻风、性病、艾滋病等皮肤病进行监测,可以对了解该病在人群中的分布特征以及其有关危险因素,为病因学研究提供依据。通过长期的观察,掌握疾病的长期变化趋势,进行预测以便进一步进行预防与控制。通过监测,了解高危人群组,确定重点,从而为制定合理的卫生策略和干预措施提供科学依据。干预措施实行后,根据监测资料进行评价,使干预措施更加合理、有效。具体表现在以下几个方面。

(一)了解疾病的分布特点和变化趋势

了解疾病的分布特点和变化趋势是疾病监测的基本用途,与人群中皮肤病

的分布特点、变化趋势及危险因素和干预活动效果直接相关。例如,我国对麻风的全国监测就能够很好地了解各地麻风发病特点和疫情波动情况及其影响因素;评价防治效果;并可对监测系统自身进行调整和改进。

(二)发现新的疾病

通过流行病监测,最有意义的成就是发现新的症状、疾病或病因。艾滋病的发现一方面使人们注意到喷他脒需求量迅速上升,另一方面人们发现艾滋病的症状常发生在特定的人群、地点和时间,某些职业性皮肤病或皮肤肿瘤也是这样。

(三)疾病预测

根据监测资料构造的数学模型可用来预测疾病未来可能的变化趋势,使得疾病防治工作具有预见性,也可为有关部门合理配置卫生资源提供科学依据。"美国人类免疫缺陷病毒(HIV)流行估计和艾滋病例发生数的预测"就估计了艾滋病对美国卫生服务需求的影响,不仅预测了 HIV 感染者中有低 $CD4^+ T$ 淋巴细胞患者对 AIT 的需求量,还预测了 HIV 感染者患其他威胁生命的相关疾病患者对卫生服务的需求。当危险因素变化时,发病和死亡也将有所变化,这为干预活动的效果评价提供了依据;对社区人群进行有关性病、艾滋病干预,如宣传、教育等,其相应的发病率也将下降。

二、皮肤病监测内容

(一)建立监测组织和监测系统

监测组织是指因开展疾病监测工作需要建立专门的机构,它应具备相应的行政职能和技术条件,以保证运作所需。世界卫生组织和许多国家都设有自己的疾病监测机构,如美国疾病控制中心,全国性病、麻风、艾滋病控制中心,各省市地区卫生防疫站等。根据疾病预防与控制工作的需要,为了达到特定目标而对某种疾病或某个公共卫生问题开展有组织、有计划的监测时,就形成了一个监测系统。根据研究对象的不同,皮肤病的监测系统可以分为以下 3 种。

1.以人群为基础的监测系统

例如,我国法定传染病报告系统、疾病监测点监测系统,又如麻风、风疹监测系统等,这类监测系统以人群为现场开展工作。

以人群为基础的监测,如果以监测点为基础的监测网来代替全国范围的常规监测系统,尤其当麻风、风疹等皮肤病在全国范围内已经得到控制而呈低流行状态,并且当监测网具有充分代表性时,则监测点监测系统即监测网不失为一种低消耗、高效率的监测方法。它不但能够准确、及时、简单、灵活并具代表性地对麻风、风疹等发病、患病情况进行监测,还能够弥补常规监测系统的缺陷。

2.以医院为基础的监测系统

对于性病、艾滋病等疾病的监测,这类监测系统以医院为现场开展工作。以医院为基础的监测系统所发现的皮肤病病例,其诊断明确、资料详细,也比较容易得到。特别是对于银屑病、皮肤肿瘤、性病等病例,这类监测系统能够及时发现病例且耗费相对较少,并且能够帮助发现新的疾病或病因。

3.以实验室为基础的疾病监测系统

这类监测系统主要是利用实验室方法对病原体或其他致病因素展开监测。对于细菌性、病毒性皮肤病,通过这类监测系统可观察其毒力、抗原变异的变化;对于系统性红斑狼疮、银屑病、皮肤肿瘤等疾病,可通过实验室研究,寻找其致病因素,以便为采取相应的防治对策提供实验室依据。

当然,由于监测系统本身是一项耗费资源的行动,不可能将各种皮肤病都纳入监测范围,因此,确定一个监测系统应该考虑到该疾病是对人群生命健康影响较大的卫生问题,如天花、艾滋病、性病等疾病的监测是非常重要的。另外还要看监测人群的代表性如何,监测系统的敏感性、特异性,数据报告的及时性,操作程序等是否切实可行,监测系统的工作效率如何以及带来的社会卫生经济效益如何等等。只有这样,才能保证所建立的监测系统有效地为人群皮肤病的预防与控制服务。

(二)监测的工作过程

监测工作是由收集、分析、解释、反馈以及利用等几个环节组成。

1.资料收集

收集有关疾病信息的目的,是为了找出该地区主要的卫生问题,了解有关疾病在人群中分布特点及其影响因素,评价干预措施、卫生服务的效益,为卫生决策提供依据,为疾病预防与控制服务。在收集资料过程中,根据监测系统特定的目标不同,所要确定收集的内容也不相同。为了保证最经济有效地获得最需要的疾病资料,应根据不同的皮肤病预防与控制要求,针对不同监测目标选择相应的监测方式。

(1)在监测人群中,长期、连续地收集最基本的相关疾病资料。如法定报告的麻风、风疹、淋病等,由于这些疾病传播机制的复杂,短期内在人群中难以消灭,为了有效控制其流行并更深入地对其流行发病因素进行研究,以寻求彻底消灭对策,就必须长期、连续地收集相关资料。

(2)在固定人群中根据皮肤病预防与控制项目需要进行横断面调查。如定期对长期从事工农业生产的固定人群进行有关职业皮肤病的调查研究,三年一次的麻风、淋病等传染病发病的漏报调查等。

(3)为了了解某些因素,如居民膳食营养状况、化妆品使用、血清抗体水平等,为评价相关卫生政策和干预、预防与控制措施效果等进行相关皮肤病的专题研究。但是监测项目要随卫生实践的需要而定。

2.资料的分析和解释

对资料的正确分析和合理解释是疾病监测的中心环节。监测资料的完整性和可比性是进行正确分析的前提。此外,监测资料的正确分析还取决于资料的精确度,这就要求收集的资料要正确并可靠。针对不同疾病相关资料的分析,只有对所监测的疾病的生态学、流行病学或自然特征有了深刻认识和理解,才能对资料作出正确解释。另外,对资料的解释应侧重于与疾病控制有关的内容。

3.资料的反馈和利用

资料反馈要考虑反馈的内容和形式,反馈的对象和时间。应该抓住监测结果的主要内容和重要发现以适当方式及时反馈给各级卫生行政官员、有关医学卫生专家、各级监测工作人员、公众及有关社团,使他们及时了解该地区人群的皮肤病的分布特点及其影响因素的相关资料,以便及时制定和调整有关卫生政策,探索危险因素,改进监测工作方法和效率。争取个人行为调整,行业协会支持,以达到预防与控制疾病的目的。

而监测的最终目的就是利用所获得的资料,为卫生决策和预防干预措施提供信息。对于皮肤病的监测而言,只有把监测资料同有关疾病的卫生实践结合起来,才是一个完整的监测活动,也才能够为预防与控制皮肤病、促进人群健康服务。

第四章 病毒性皮肤病的诊治

第一节 麻　疹

　　麻疹是一种急性病毒性呼吸道传染病,病原体为麻疹病毒,属于 RNA 副黏病毒,常于冬末春初季节发病,通过飞沫形式间接传染,或以鼻咽部分泌物直接传染。病毒随飞沫侵入呼吸道和眼结膜上皮细胞内小量繁殖,引起局部炎症,并由局部入血形成病毒血症,引起广泛病变,表现为高热、皮疹及全身不适。皮肤和黏膜的毛细血管内皮被病毒侵犯,峡、咽部黏膜及黏膜下有炎性渗出及小疱状灶性坏死而形成的麻疹黏膜斑,皮肤真皮和表皮层也有类似病变而出现皮疹。本病主要感染 6 个月至 5 岁的儿童,患麻疹后可获得持久的免疫力。临床主要以发热、结膜炎、上呼吸道炎、全身性红色斑丘疹为其主要特征,少数患者可发生麻疹性肺炎,甚至脑炎。

一、诊断

(一)临床表现

潜伏期为 8~12 天,应用血清被动免疫后,有的可延长至 3 周。病程分为 3 期。

1.前驱期

　　前驱期为 2~4 天,起病急。表现为发热(39 ℃左右)、眼结膜充血、畏光、流泪、流涕、咳嗽、喷嚏等卡他症状,伴全身不适,食欲减退,幼儿常有呕吐、腹泻。发病后 2~3 天可在第 1 磨牙对面两侧颊黏膜上出现针尖大小、蓝白色或紫色小点,周围红晕,此即科氏斑(Koplik 斑)。初起仅数个,很快增多,且可融合,扩散至整个颊黏膜,以及唇内、牙龈等处,一般维持 2~3 天,在发疹后的第 2 天消退。

2.发疹期

发疹期为 3～5 天,起病后第 4 天开始发疹。初见于耳后、发际、颜面,而后迅速蔓延到颈部、上肢、躯干及下肢,直达手心、足底,经 2～3 天遍及全身。皮疹以玫瑰色斑丘疹为主,直径 2～5 mm,大小不等,压之褪色,疹间皮肤正常。疹盛时可互相融合,颜色渐转暗,皮疹在 2～5 天内出齐。出疹高峰时中毒症状加重,体温高达 40 ℃,神萎倦怠,终日昏睡,或烦躁不安甚而惊厥,颈淋巴结、肝、脾均肿大。成人麻疹患者的中毒症状常比小儿更重,皮疹多密集,但继发细菌感染者较少。

3.恢复期

出疹高峰后,发热渐退,病情缓解,皮疹依出疹先后顺序隐退,留有棕褐色斑痕,并有糠秕样脱屑,1～2 周消失,整个病程约 10 天。成人麻疹较小儿重、发热高、皮疹多,但并发肺炎者少。

接受过疫苗免疫者,病情多较轻,发热低,上呼吸道症状轻,麻疹黏膜斑不明显,皮疹少,并发症少,但高年龄发病者则明显增加。少数患者病情重笃,高热、谵妄、抽搐者为中毒性麻疹;伴循环衰竭者为休克性麻疹;皮疹为出血性,压之不褪色者为出血性麻疹。接种灭活麻疹疫苗半年以后感染者可发生异型麻疹,我国用减毒活疫苗,故此型很少见。另外由于仅仅接种过麻疹疫苗的母体,其麻疹抗体水平本身不高,能带给婴儿的保护抗体水平就更低。因此近年已屡见 6 个月龄以内的婴儿发生麻疹的病例。

麻疹最多见的并发症为支气管肺炎、心肌炎、喉炎及中耳炎,其他可发生脑炎、亚急性硬化性全脑炎、心血管功能不全以及肺结核病变播散等。

(二)实验室检查

麻疹皮疹出现后 3～4 天血液中发现抗体,2～4 周后抗体滴度最高。应用免疫荧光或用 ELISA 法检测麻疹病毒 IgM 抗体是目前普遍应用的特异性诊断方法。

(三)诊断标准

临床上主要根据先出现发热、卡他症状显著、典型部位的出疹顺序、淋巴结肿大、Koplik 斑、疹退后糠秕样脱屑等临床特征及血清学方法检查麻疹病毒 IgM 抗体来进行诊断。

(四)诊断疑难点

成年患者、接种过疫苗免疫者以上特征不典型,诊断较难。病程经过与典型患者差异较大,但一般仍有发热、卡他症状、自上而下的出疹顺序、疹退后糠秕样脱屑等3期的基本症状。有条件时应查麻疹病毒IgM抗体来进行诊断。

(五)鉴别诊断

1.麻疹型药疹

麻疹型药疹有服药史,皮疹发痒,无卡他症状及呼吸道症状及黏膜疹,多由躯干先出疹,淋巴结不肿大。

2.幼儿急疹

幼儿急疹多由病毒所致,仅见于婴幼儿,以1岁以内多见,临床表现为原因不明的发热,2～3日热退,皮肤出现大小不等的淡红色斑疹,很快恢复正常。

3.风疹

风疹由风疹病毒所致,前驱期短,发热及上呼吸道炎症轻。发热后1～2日出疹,再1～2日内即消失,不脱屑。出疹期有耳后淋巴结肿大,并发症少,预后好。

4.猩红热

猩红热由乙型溶血性链球菌所致,发热后第2天出疹,皮肤有不甚明显的潮红色,有杨梅舌。

二、治疗与预防

(一)治疗

目前尚未发现有能够直接杀死麻疹病毒的特效药。像其他病毒性疾病一样,患麻疹时,需要精心护理,防止并发症,并加强支持疗法,帮助患者度过极期。具体应注意以下几点。

(1)呼吸道隔离至出疹后第5天。护理上要注意保持室内温暖、湿润、空气清新,光线不宜过强。结膜炎可用0.25%氯霉素眼液滴眼。以生理盐水或3%碳酸氢钠溶液清洗口腔,预防口腔炎症。

(2)前驱期及出疹期高热时,不宜采用冷敷或较强烈的退热剂,以防出疹不顺。对伴有烦躁不安患儿或为预防高热惊厥时可适当使用镇静剂如苯巴比妥(每次1～3 mg/kg)、异丙嗪(每次0.5～1 mg/kg)。对过高热患儿为减少高热对机体的不良影响,可酌情给予小量退热剂,使体温降至38～38.5 ℃,切忌大量发汗与急速降温。

(3)应注意补充水分及多种维生素(维生素B_1、维生素B_2、维生素C、维生素A及维生素D),饮食宜清淡易消化。咳嗽重者可服棕色合剂、止咳糖浆等。肠道症状重者,应加用胃蛋白酶合剂或胰酶片以助消化。每天腹泻超过 5 次者,可予小量收敛剂。

(4)可适当应用板蓝根、抗病毒冲剂等中成药。

(5)严重病例可试用利巴韦林口服或静脉滴注,还可合用人免疫球蛋白。

(6)没有合并细菌感染时,无须常规应用抗生素。

(二)预防

(1)主动免疫:8 个月以上未患过麻疹者均应接种麻疹减毒活疫苗。接种后 12 天左右可产生免疫力。

(2)被动免疫:在麻疹流行期间,对没有接种过疫苗的年幼、体弱易感者,在接触麻疹 2 日内应急接种麻疹活疫苗,仍可预防麻疹的发生,若接触 2 日后接种,可能减轻症状,减少并发症。在接触患者 5 天以内,肌内注射丙种球蛋白或胎盘球蛋白,可能免于患病或减轻病情。

(3)隔离患者至出疹后 5 天。

第二节 风 疹

风疹是由风疹病毒感染所致的常见急性传染性疾病,临床以低热、全身皮疹为特点,常伴有特征性耳后、枕部淋巴结肿大。妊娠前 3 个月如感染风疹病毒,可引起胎儿受染,造成胎儿发育畸形等严重后果。

一、病因和发病机制

风疹病毒为一种小球形包膜病毒,含单链 RNA,属披膜病毒科。对外界环境抵抗力弱,常用的医用消毒措施,如紫外线、乙醇、氯仿及 56 ℃30 分钟加热,均可将其杀灭,但对寒冷及干燥有一定的耐受力。

风疹病毒感染后,主要侵犯上呼吸道黏膜,引起上呼吸道炎症。继而,病毒侵入耳后、枕后、颈部等浅表淋巴结,大量增殖复制,然后进入血液循环引起病毒血症。此时患者出现发热、皮疹、淋巴结肿大等典型临床表现。孕早期孕妇感染风疹病毒后,病毒通过胎盘感染胎儿。由于此时胎儿缺乏细胞免疫和体液免疫,造成病毒在体内长期大量存在和复制,形成缓慢、进行性多器官的全身感染,并可由此产生多种先天性畸形和缺陷。

二、流行病学

(一)传染源

风疹患者是唯一传染源,在其口、鼻、咽部分泌物中存在大量病毒,在起病前1日和发病当日传染性最强。

(二)传播途径

风疹以飞沫传播为主。

(三)易感人群

本病多见于 5～9 岁儿童,冬春季节多见,感染后大多具有持久免疫力。

三、临床表现

潜伏期为 14～21 天(平均 18 天)。前驱期多数患儿无明显不适前驱症状,成人则可有发热、头疼、咽痛、咳嗽、食欲缺乏、乏力等症状。

前驱期后 1～2 天进入发疹期。皮疹初起于面颈部,之后迅速自上而下蔓延,多数 1 日内遍布躯干和四肢,呈向心性分布,但手掌和足底多数无疹。皮疹为红色或淡红色斑疹、斑丘疹,直径 0.2～0.3 cm,可融合成弥漫性红斑。皮疹消退后不留色素沉着,可伴有轻度脱屑。出疹期间伴有低热、轻度上呼吸道症状、全身浅表淋巴结肿大,其中以耳后、枕部、颈部淋巴结肿大最具有特征性,稍有压痛,可持续一周左右。

风疹并发症在儿童少见,较大儿童及成人可并发关节炎、脑炎、心肌炎、血小板计数减少等。

四、诊断和鉴别诊断

根据流行病学接触史、低热、充血性斑疹、耳后及枕后淋巴结肿大等临床表现,可临床诊断。流行期间不典型病例和隐性感染者需要做病毒分离和血清特异性 IgM 抗体测定以确诊。

本病需要与麻疹、猩红热等相鉴别。猩红热患者多有发热、咽痛等前驱症状,1～2 天出现密集分布的充血性针尖大小红斑,特异性环口苍白圈,以及恢复期出现手足袜套样脱屑等表现。实验室检查提示血白细胞计数及中性粒细胞计数增加,咽拭子培养可见 A 组 B 型溶血性链球菌。

五、预防和治疗

由于症状轻微,多数不需要特殊处理。少数症状较重者,卧床休息和对症处理即可。目前尚无特效抗风疹病毒药物,免疫缺陷或重症者为缩短病程、减轻症状,可使用干扰素、利巴韦林等。

第三节 单纯疱疹

单纯疱疹由疱疹病毒中的单纯疱疹病毒(HSV)感染引起。根据病毒抗原性的不同,可分为 HSV-Ⅰ型和 HSV-Ⅱ型。Ⅰ型主要引起生殖器以外的皮肤黏膜和器官感染;Ⅱ型主要引起生殖器部位的皮肤黏膜及新生儿感染。

一、诊断

(1)皮疹为成群的小水疱,破溃后形成糜烂面和浅表溃疡,逐渐干燥结痂,1~2 周痊愈。

(2)自觉灼热、瘙痒或疼痛,可伴局部淋巴结肿大。

(3)患者首次接触 HSV 发生感染者称为原发性感染,发生疱疹性齿龈口腔炎、新生儿单纯疱疹等。

(4)原发感染消退后,患者受到某些因素激发,如发热、月经来潮、疲劳等,可以复发。复发性单纯疱疹多发生于皮肤黏膜交界处,以颜面及生殖器如口唇、包皮、龟头、外阴等部位好发,易反复发作。

(5)常见的单纯疱疹多为复发型,根据其临床特点即可诊断。皮损刮片用单克隆抗体进行直接免疫荧光检查病毒抗原有助于临床诊断和病毒分型,血清抗体测定 IgM 对近期感染的临床诊断有帮助。

二、鉴别诊断

(一)脓疱疮

单纯疱疹的水疱小而紧张,群集,好发于皮肤黏膜交界处。脓疱疮的水疱较松弛,皮损覆有较厚蜜黄色糜烂痂,两者病原体不同。

(二)固定型药疹

固定型药疹的皮损为圆形水肿性红斑,中央可起水疱、大疱,愈后遗留较长时间的色素沉着,发病与服药有关。

三、治疗

(一)局部治疗

局部治疗以抗病毒及防止继发的细菌感染为主,可外用5％阿昔洛韦霜或喷昔洛韦乳膏,有继发的细菌感染时可同时外用抗生素软膏。禁止外用类固醇皮质激素。

(二)全身治疗

病情严重者可口服抗病毒药物如阿昔洛韦、伐昔洛韦或泛昔洛韦等。禁用类固醇皮质激素。

第四节　带状疱疹

带状疱疹由潜伏在神经节中的水痘-带状疱疹病毒(varicella zoster virus, VZV)再激活所引起,表现为以颅神经或脊神经感觉神经支分布的单侧区域出现簇集性水疱,常伴显著的神经痛。

一、病因和发病机制

潜伏在神经节中的 VZV 再激活是本病发病的基础。潜伏的病毒被激活,沿感觉神经轴索下行,到达该神经所支配区域的皮肤内复制,产生水疱,同时周围和中枢神经受累后形成痛觉敏化,产生神经病理性疼痛。

造成 VZV 再激活的机制并不十分清楚。在某种诱因下(如创伤、疲劳、恶性肿瘤、病后虚弱、使用免疫抑制剂等),机体抵抗力下降,特别是特异性细胞免疫抑制,是病毒再激活的主要原因。发生水痘后,机体可建立有效的特异性细胞免疫,但随着年龄增长,这种免疫水平逐渐降低,临床上表现为患病率随年龄增长而增加。另外,影响机体细胞免疫功能的因素或疾病,如血液系统肿瘤、接受激素及细胞毒药物、HIV 感染者等发生带状疱疹风险显著增加,且病情严重。本病愈后可获得较持久的细胞免疫,一般不复发。

二、临床表现

带状疱疹在春秋季节多发,好发于成人。

(一)典型表现

发疹前可有乏力、低热等全身症状,患处皮肤自觉灼热或灼痛,触之有明显的痛觉异常,持续 1～5 天,亦可无前驱症状即发疹。好发部位依次为肋间神经(占 55%)、颅神经(占 25%,最常见为三叉神经单支受累)、腰部神经(占 15%)和骶部神经(占 5%)支配区域。患处最初表现为感觉神经支分布的区域出现片状的水肿性红斑,很快在此基础上出现粟粒至黄豆大小丘疹,簇状分布而不融合,并于数小时后变为水疱,疱壁紧张,疱液澄清,水疱外周绕以红晕,各簇水疱群间皮肤正常。皮损呈带状排列,多发生在身体的一侧,一般不超过正中线。神经痛为本病的重要特征,可在发病前或伴随皮损出现,通常老年或皮疹严重患者较为剧烈。水疱干涸、结痂脱落后留有暂时性淡红斑或色素沉着。皮疹持续时间取决于患者的年龄、皮疹的严重程度和潜在的免疫抑制。年轻患者病程一般 2～3 周,老年患者为 3～4 周甚至更长时间。

皮损的严重程度与患者机体抵抗力密切相关。免疫力较强的患者可表现为顿挫型(不出现皮损仅有神经痛)、不全型(仅出现红斑、丘疹而不发生水疱即消退),免疫力较弱的患者可表现为大疱型、出血型、坏疽型和泛发型(同时累及2 个以上神经节,产生对侧或同侧多个区域皮损)。

(二)特殊表现

1.眼带状疱疹

眼带状疱疹为三叉神经眼支受累,多见于老年人,疼痛剧烈。眼部受累最常见的表现为葡萄膜炎,其次为角膜炎,鼻翼、鼻尖或眼睑缘出现水疱,常提示有眼部受累。

2.耳带状疱疹

耳带状疱疹为病毒侵犯面神经及听神经所致,表现为耳道或鼓膜出现水疱。膝状神经节受累同时侵犯面神经的运动和感觉神经纤维时,可出现面瘫、耳痛及外耳道疱疹三联征,称为 Ramsay-Hunt 综合征。如果感染累及前庭耳蜗神经,可出现耳鸣、听力丧失或眩晕等。

3.播散性带状疱疹

在受累的皮节外有 2 个以上的皮损,称为播散性带状疱疹,主要见于机体抵抗力严重低下的患者,如老年、血液系统肿瘤、艾滋病等,可播散至肺、中枢神经系统等部位。

4.HIV 感染合并带状疱疹

HIV 感染者发生带状疱疹的危险性较普通人群增加 30 倍,皮损表现较重,或不典型,发生如深脓疱疮样皮损、疣状损害,病程较长,引起眼部和神经性系统合并症多,易复发。

(三)带状疱疹相关性疼痛

带状疱疹在疹前、疹时以及皮损痊愈后均可伴有疼痛,统称带状疱疹相关性疼痛。带状疱疹相关性疼痛按照病程可分为急性(病程 30 天内)、亚急性(病程 30～120 天)和慢性(病程＞120 天)。带状疱疹相关性疼痛可表现持续性隐痛、发作性撕裂痛和诱发痛,后者表现为异常性疼痛即非疼痛性刺激如轻触皮肤引起的疼痛,或痛觉过敏,即轻度的疼痛刺激即可致严重的疼痛。如果皮损消退后神经痛持续存在超过 3 个月,则称为带状疱疹后神经痛。

三、组织病理

组织病理学改变与单纯疱疹较为相似,表现为表皮内水疱,可见气球样细胞和核内嗜酸性包涵体。真皮上部可见血管水肿和毛细血管扩张,血管周围有淋巴细胞和多形核白细胞浸润。

四、诊断和鉴别诊断

根据典型临床表现即可作出诊断。疱底刮取物涂片找到多核巨细胞和核内包涵体有助于诊断,必要时可进行 PCR 检测 VZV DNA 和病毒培养予以确诊。对皮损严重、范围广泛、愈合时间较长的患者,注意明确基础疾病或诱因。

带状疱疹前驱期或无疹型应与肋间神经痛、胸膜炎、阑尾炎、坐骨神经痛、尿路结石、偏头痛、胆囊炎、心绞痛等进行鉴别,发疹后有时需与单纯疱疹、脓疱疮等鉴别。

五、治疗

带状疱疹具有自限性,治疗原则为抗病毒、止痛、抗感染、防治并发症。

(一)系统药物治疗

1.抗病毒药物

早期、足量抗病毒治疗是减轻神经痛和缩短病程的重要措施。通常应在发疹后 72 小时内开始抗病毒治疗。对于免疫功能正常的患者,每次口服伐昔洛韦 1 000 mg;或泛昔洛韦 500 mg,每天 3 次;或溴夫定,每次 125 mg,每天 1 次,疗程均为 7 天。对肾功能不全的患者或年龄较大的患者,需要调整泛昔洛韦和伐昔洛韦的剂量。对于肾衰竭的患者,口服阿昔洛韦更安全,每次 600 mg,每天 5 次。对于眼带状疱疹、播散性带状疱疹、Ramsay-Hunt 综合征合并免疫抑制的患者,静脉给予阿昔洛韦,剂量为 10 mg/kg,每天 3 次,疗程 10～14 天。

2.镇静止痛

急性期可选择三环类抗抑郁药如阿米替林,开始每晚口服 25 mg,可依据止痛效果逐渐增加剂量,最高每晚单次口服 100 mg,60 岁以上老年人剂量酌减。亚急性或慢性疼痛可选用单用加巴喷丁,开始每次 100 mg,一日 3 次,可逐渐增加到每次 600～900 mg,每天 3 次;或普瑞巴林,每次 75～150 mg,每天 2 次。可酌情选用非甾体抗炎药如双氯酚酸钠。

3.糖皮质激素

糖皮质激素应用有争议,多认为及早、合理应用可抑制炎症过程,缩短急性期疼痛的病程,提高生活质量,如无禁忌证可以使用,但对带状疱疹后神经痛无肯定的预防作用。糖皮质激素主要用于病程 7 天以内的皮损严重、疼痛显著的患者,可口服泼尼松 30～40 mg/d,控制疼痛后递减,疗程 2～4 周。

(二)局部药物治疗

1.皮肤外用药

皮肤外用药以干燥、消炎为主。疱液未破时可外用炉甘石洗剂、阿昔洛韦乳膏或喷昔洛韦乳膏;疱疹破溃后可酌情用 3％硼酸溶液或 1∶5 000 呋喃西林溶液湿敷,或外用 0.5％新霉素软膏或 2％莫匹罗星软膏。局部外用复方利多卡因乳膏或 0.025％辣椒素乳膏对慢性疼痛可能有效。

2.眼部处理

如合并眼部损害需请眼科医师协同处理。可外用 3％阿昔洛韦眼膏、碘苷滴眼液,局部禁用糖皮质激素类外用制剂。

(三)物理治疗

如紫外线、频谱治疗仪、红外线等局部照射,可促进水疱干涸和结痂,缓解疼痛。

六、预防

祛除诱发因素如治疗原发病、减少或避免免疫抑制剂使用、避免劳累等是预防本病的基础。对特殊人群可以采用 VZV 减毒活疫苗,可取得良好的效果。

第五节 Kaposi 水痘样疹

Kaposi 水痘样疹是由 HSV 引起的皮肤播散性感染,通常在某些皮肤疾病的基础上发生,以特应性皮炎多见,故又称疱疹样湿疹。

一、病因和发病机制

HSV-Ⅰ和 HSV-Ⅱ均可引起本病,以 HSV-Ⅰ更常见。基础疾病常为特应性皮炎,也可发生在脂溢性皮炎、脓疱疮、疥疮、家族性慢性良性天疱疮、类天疱疮、皮肤 T 细胞淋巴瘤、变应性接触性皮炎及其他炎症性皮肤病等。发病机制不明,局限性损害可能由 HSV 局部播散所致,广泛性皮损可能由 HSV 进入血液,通过血行播散而发生。

二、临床表现

本病可发生在任何年龄,多见于 3 岁以内的儿童及 20～40 岁青壮年。局限性感染通常无全身症状,局限于原有的皮肤病灶处,典型表现为脐窝状凹陷性水疱,可出现糜烂。广泛性皮肤感染通常在皮损出现前数小时或 1 天有高热、全身不适、嗜睡等中毒症状,后开始发疹,突然发生大量群集性水疱,迅速变为脓疱;也可先发生小红色丘疹,而后很快形成水疱、脓疱,基底显著潮红,部分疱顶有脐窝状凹陷。2～3 天后损害可相互融合,但周围可有典型皮损。本病好发于面部、胸前、肩背等原有皮肤病部位,也可发生在正常皮肤上,附近淋巴结肿大伴疼痛。

三、组织病理

病理改变类似于单纯疱疹,但常有多核的上皮细胞。由于原有炎症性皮肤病的基础,加上病毒感染,使病理改变复杂化,常难以发现细胞核内病毒包涵体。

四、诊断和鉴别诊断

患者有单纯疱疹等患者接触史,突然在原有皮肤病基础上发生的多发的脐窝状凹陷性水疱和脓疱,伴有全身症状,可以诊断。明确诊断可以通过皮损部位检查 HSV 抗原或 DNA,或病毒分离鉴定。本病主要与原有皮损基础上继发细菌感染鉴别,后者常以脓疱为主,无脐窝状凹陷性水疱,抗生素治疗有效。

五、治疗和预防

(一)治疗

1.抗病毒治疗

确诊后应尽快给予抗病毒治疗,局限性感染可以考虑口服泛昔洛韦或伐昔洛韦,症状严重者可静脉滴注阿昔洛韦,剂量和疗程同单纯疱疹。

2.支持治疗

可给予患者补液、补充电解质及输注血浆等支持治疗,原发病用糖皮质激素治疗时需考虑减量,必要时停药。

3.局部治疗

局部湿敷,或给予1%新霉素乳膏、夫西地酸软膏或莫匹罗星软膏等治疗,以预防细菌感染。

(二)预防

加强卫生宣传教育,对有特应性皮炎等炎症性皮肤病患者应避免接触单纯疱疹患者。

第六节　寻常疣和扁平疣

寻常疣和扁平疣是由人乳头瘤病毒(human papilloma virus,HPV)感染皮肤黏膜所致的良性增生性疾病,主要见于青少年及成人。

一、病因和发病机制

完整的 HPV 呈球形,无包膜,直径为 45～55 nm,含有 72 个病毒壳微粒组成的对称性 20 面立体衣壳。基因组为双链环状 DNA,分早期区、晚期区和非编码区,早期区编码的蛋白与病毒持续感染和致癌作用有关。HPV 有 100 余种,其中近 80 种与人类疾病相关。

本病传染源为患者和病毒携带者,经直接或间接接触传播。外伤或皮肤破损是发生 HPV 感染的重要因素。HPV 有嗜鳞状上皮细胞特性,通过皮肤黏膜微小的破损进入表皮的基底细胞内复制、增殖,致上皮细胞异常分化和增生,引起良性增生物形成。人感染后可表现临床型、亚临床型和潜伏感染。临床型用肉眼可观察到增生物;亚临床型可通过醋酸白等试验发现;潜伏感染是疾病复发和传播的主要原因,可在外观正常皮肤上检测到 HPV 或 HPV DNA。

二、临床表现

一般潜伏期为 6 周至 2 年。本病可发生于任何年龄,但婴幼儿较少见,而随着年龄增长发病率逐渐增高,到青壮年达高峰。

(一)寻常疣

寻常疣多由 HPV-Ⅱ所致。寻常疣可发生在身体的任何部位,以手部为多,手外伤或水中长期浸泡是常见的诱因。典型皮损呈灰褐色、棕色或皮色,表面粗糙,质地坚硬,多为黄豆大小或更大,呈乳头瘤状增生。发生在甲周者称甲周疣;发生在甲床者称甲下疣;疣体细长突起伴顶端角化者称丝状疣,好发于颈、额和眼睑;疣体表面呈参差不齐的突起者称指状疣,好发于头皮及趾间。寻常疣可自然消退,约 65% 患者一年内自然消退,约 90% 患者 5 年内可以消退,少数患者可复发。

发生在足底的寻常疣称为跖疣,多由 HPV-Ⅰ所致,可发生于足底的任何部位,但以足部受压部位为主,特别是跖骨的中部为多。外伤、摩擦、足部多汗等均是促进因素。初起为一细小发亮的丘疹,后渐增至黄豆大小或更大,并因受到压迫而形成淡黄或褐黄色胼胝样斑块,表面粗糙,界线清楚,边缘绕以稍高增厚的角质环。若用小刀祛除表面的角质层,可见下方有疏松的角质软芯,可见点状出血后形成的小黑点。有时数个疣聚集在一起,形成多个角质软芯,称为镶嵌疣。患者可自觉疼痛,也可无任何症状。

(二)扁平疣

扁平疣又称青年扁平疣,主要侵犯青少年,多由 HPV-3 型所致,好发于面部、手背及前臂等处。大多数骤然出现,皮损为米粒至黄豆大小的圆形或椭圆形的扁平隆起性丘疹,表面光滑,淡褐色或正常肤色,数目较多且密集。搔抓后皮损可沿抓痕分布呈条状或串珠状排列,称同形反应或 Koebner 现象。一般无自觉症状,偶尔有轻度的瘙痒。病程慢性,可突然自行消退,其自然消退率在各型临床型 HPV 感染中最高,少数患者可复发。

三、组织病理学检查

颗粒层和颗粒层下棘细胞的空泡化变性,变性细胞内含有嗜碱性包涵体和嗜酸性包涵体,前者为病毒颗粒。本病可伴有角化过度、角化不全、棘层肥厚和乳头瘤样增生等。

四、诊断和鉴别诊断

根据疣的皮损特点,结合发病部位及发展情况,诊断一般不难。必要时结合组织病理学检查,或检测组织中 HPV DNA 以进一步确诊。

跖疣应与鸡眼、胼胝进行鉴别(表 4-1)。

表 4-1　跖疣、鸡眼和胼胝的比较

比较项目	跖疣	鸡眼	胼胝
病因	HPV 感染	长期挤压	长期摩擦、压迫
好发部位	跖骨的中部	趾缘、足缘	足跖前部、足跟
皮损	圆形灰黄色角化斑块,表面粗糙无皮纹,外周角质环,易见点状出血,边缘清楚	圆锥形角质栓,外围透明黄色环	蜡黄色角质斑片,中央略增厚,皮纹清楚,边缘不清
数目	可较多,并可聚集	单发或散在数个	通常 1～2 片
疼痛与压痛	挤捏时疼痛加重	加压时疼痛明显	通常无或轻微疼痛

五、治疗

寻常疣和扁平疣以外用药物和物理治疗为主。

(一)外用药物治疗

外用药物治疗包括角质剥脱剂、细胞毒药物、局部免疫调节药等。常用药物包括以下几种:①0.05％～0.1％维 A 酸软膏,每天 1～2 次外用,适用于扁平疣;②5％咪喹莫特霜,每天 1 次或每周 3 次,可用于扁平疣、寻常疣等治疗;③5-氟尿嘧啶软膏,每天 1～2 次外用,因可遗留色素沉着,故颜面慎用;④平阳霉素 10 mg用 1％普鲁卡因 20 mL 稀释于疣体根部注射,每个疣注射 0.2～0.5 mL,每周 1 次,适用于难治性寻常疣和跖疣。

(二)物理治疗

物理治疗包括冷冻、电灼、刮除和 CO_2 激光等,适用于皮损数目较少者。连续或间断数次的皮损局部 44 ℃温热(每次治疗持续约半小时)治疗寻常疣有效;对多发皮损,可选择一个靶皮损治疗,如起效,其他皮损多伴随消退。

(三)光动力治疗

局部使用光敏剂如氨基酮戊酸(ALA),经光照后选择性引起局部炎症及被感染的细胞死亡,可治疗部分扁平疣、跖疣等。

（四）系统药物治疗

目前无肯定有效的抗 HPV 药物。

六、预防

在体力劳动或容易受伤的工作人群中注意劳动保护、防止外伤是预防本病的关键。

第七节　传染性单核细胞增多症

传染性单核细胞增多症是由 Epstein-Barr 病毒（称 EB 病毒）引起的淋巴细胞增生性疾病，以发热、咽峡炎、淋巴结肿大、皮疹伴血中淋巴细胞增多为临床特征，多见于儿童和青少年。

一、病因和发病机制

EB 病毒属于人疱疹病毒属 γ 亚科，是一种嗜淋巴细胞的 DNA 病毒，主要侵犯人黏膜上皮细胞和 B 淋巴细胞。EB 病毒存在于人体唾液腺、生殖道分泌物及乳汁中，但主要通过唾液传播。病毒进入口腔后，进入局部淋巴组织并大量复制，引起广泛的淋巴组织增生，而导致发热、淋巴结肿大、脾大等，随着感染后机体免疫反应特别是细胞免疫的建立，病毒复制停止并在 B 淋巴细胞中形成潜伏感染。当机体免疫力下降后，B 淋巴细胞可以大幅增殖，引发 EB 病毒诱导的淋巴组织异常增生性疾病。

二、临床表现

传染性单核细胞增多症的潜伏期在成人为 3~5 周，儿童为 5~15 天。大多数患者有乏力、头痛、畏寒、纳差等前驱症状，随后出现发热、咽峡炎和淋巴结肿大三联征。一般为中等程度发热，持续 1~2 周，少数可持续低热至 1 个月以上。咽部红肿，肿胀显著时可出现呼吸或吞咽困难。扁桃体可有渗出物，甚至假膜形成。多数患者有淋巴结肿大，全身淋巴结多可以受累，以颈后三角区为最常见，质地中等，无明显的压痛，持续于热退后数周才消退。可伴肝大、脾大。

30%~70%患者在发病的第 4~6 天出现皮疹，表现为斑丘疹、麻疹样疹、风团、猩红热样红斑等，多位于躯干或上肢，持续 1 周左右消退。少数可以表现为水疱、大疱或紫癜样皮疹。黏膜损害由 5～20 个针尖大小的瘀点组成片状斑,发生在软硬腭结合部,又称 Forsheimer 斑。

传染性单核细胞增多症患者若使用氨苄西林治疗后可发生超敏反应性皮疹,为传染性单核细胞增多症-氨苄西林综合征。表现为使用抗生素后 7～10 天,出现瘙痒性、铜红色猩红热样斑疹,先发生于四肢伸侧,随后向躯干及肢端扩散并融合,一周后皮疹消退。其他半合成的抗生素如阿莫西林、头孢菌素等也可引起,但少见。此超敏反应为非 IgE 介导的变态反应,但具体发生机制并不清楚。若患者之前对使用的抗生素不过敏,在疾病恢复后仍可使用这些药物。

三、诊断和鉴别诊断

依据临床表现,特别是发热、咽峡炎、淋巴结肿大三联征,可初步诊断本病。因临床表现复杂,容易误诊,需依靠实验室检查。如外周血淋巴细胞比例＞50%,异常淋巴细胞比例＞10%,伴有肝功能异常需高度怀疑本病。检测异嗜性抗体,EBV 抗体或 EB 病毒 DNA 阳性对诊断有很大的帮助。本病需与麻疹、风疹、药疹、巨细胞病毒感染、扁桃体炎等鉴别。

四、治疗和预防

(一)治疗

本病为自限性疾病,治疗以对症支持为主,目前缺乏特效治疗手段。急性期需卧床休息,减少活动。脾大的患者在恢复前严格限制活动,防止外伤。虽然阿昔洛韦对 EBV 有抑制作用,但研究发现口服阿昔洛韦或合并应用糖皮质激素对改善病情无肯定的效果。发病期间避免使用氨苄西林等半合成的青霉素,以免加重病情或使病情复杂化。

(二)预防

急性期患者需呼吸道隔离,6 个月内禁止作为供血者。

第八节 手足口病

手足口病是一种主要发生在婴幼儿,以口腔及手足小水疱为特征的病毒性传染病。病原体为肠道病毒,通常是柯萨奇病毒 A16 型及肠道病毒 71 型,也可见于柯萨奇病毒 A5、A7、A9 等其他型。肠道病毒属于 RNA 病毒,经消化道传播,也可通过密切接触传播。学龄前儿童为易感者,常年均可发病,以夏秋季多见。柯萨奇病毒引起者症状一般较轻,可自愈,肠道病毒 71 型可致暴发流行,症状重者可伴有神经系统的并发症、肺水肿等,甚至致死。

一、诊断

(一)临床表现

手足口病多发生于 10 岁以下儿童,尤其是 5 岁以下的婴幼儿,也可见于成人,可在家庭成员之间传播,潜伏期 3～6 天。发疹前一般先出现低热,有的可伴有上呼吸道不适、腹痛、头痛、倦怠等症状。口腔损害主要表现为疼痛性的口腔炎,即在舌部、颊部、硬腭及牙龈出现红斑或丘疹,并在此基础上出现小水疱,很快破溃后形成黄色至浅灰色的浅溃疡,溃疡周围绕以红晕;皮肤损害见于肢端,也可见于臀部及外生殖器,以手指(足趾)伸、侧面最多见,同时或稍晚于口腔皮损出现,表现为米粒至豌豆大小的水疱,半球形,壁薄,疱液清,水疱破溃后结痂经过 7～10 天痊愈。

(二)组织病理

早期表皮内水肿,有多房性小水疱,水疱内有嗜中性粒细胞、单核细胞浸润及嗜酸性物质沉积,疱壁可见角化不良及棘层松解细胞,基底层细胞破坏后可形成皮下水疱。电镜下,水疱周围的细胞有核内嗜酸性包涵体及浆内透明状病毒颗粒沉积。

(三)鉴别诊断

1.口蹄病

口蹄病的病原菌为柯萨奇 A 组病毒,发病前常接触病畜,潜伏期 2～18 天。发病初期有倦怠、发热、头痛及口腔黏膜烧灼感等症状,舌唇、颊黏膜及掌跖、指(趾)间等处可发生水疱,疱易破,重者可致死。

2.疱疹性咽峡炎

疱疹性咽峡炎由肠道病毒引起,皮损主要分布在咽后壁、咽颊、软腭、扁桃体,为浅灰色的丘疹或水疱,常伴有明显的发热。

3.阿弗他口腔溃疡

阿弗他口腔溃疡的皮损可分布在口腔、舌部黏膜的任何地方,但是不伴有发热前驱症状及全身症状。

4.水痘

水痘可伴有口腔水疱、溃疡,皮肤损害呈向心性分布,肢端少见。

5.单纯疱疹

单纯疱疹的皮损主要分布在口唇、颊黏膜等处,水疱多呈群集性分布,可发生在不同年龄组,易复发。

二、治疗

保证患儿充分休息,给予有营养且易消化的饮食,补充水分。发现本病初发者应立即隔离。

(一)抗病毒治疗

利巴韦林为一种鸟苷类似物,主要影响病毒的 RNA 和蛋白质合成,抑制病毒复制与传播。常用剂量 10~15 mg/(kg·d),分 3 次口服,注射剂加生理盐水分 2 次静脉滴注或肌内注射,疗程:轻者 3~5 天,重者 7~10 天,根据病情适当调节。

(二)外用治疗

皮肤损害保持清洁,防止感染,对于水疱已破的可以应用3％硼酸或1∶9聚维酮碘湿敷,无渗液者局部外涂氧化锌洗剂。口腔损害保持清洁、消炎防腐,可用益口漱口液、生理盐水等漱口每 3~4 小时 1 次,复方碘甘油或蒙脱石散糊剂涂抹患处每天 3~4 次等。

(三)对症治疗

对于发热、疼痛患者可以给予解热镇痛药,如对乙酰氨基酚 1.5 g/(kg·d),分 3~4 次服用。

第九节 川 崎 病

川崎病可能是由病毒引起的一种以急性发热性皮肤黏膜发疹、淋巴结肿大为主要临床表现的疾病。

一、诊断

(1)多见于 5 岁以下儿童。

(2)不明原因发热,持续 5 天或更长。

(3)除发热外,尚需符合下述 5 条中的至少 4 条才可诊断。①眼球结膜充血;②口腔黏膜改变:口唇潮红、皲裂、结痂,口腔及咽部黏膜弥漫性潮红,杨梅舌;③肢端改变:手足硬肿、潮红、指(趾)尖端脱屑,甲横沟;④多形性发疹;⑤颈部急性非化脓性淋巴结肿大。

(4)多数患者出现心脏症状。

二、鉴别诊断

(一)猩红热

猩红热病后 1 天发疹,为弥漫性细小密集的红斑,皮肤皱褶处皮疹更密集,可见深红色瘀点状线条,四肢末端皮疹少见,抗生素有效。

(二)病毒疹

特别是麻疹(见本书相关内容)。

(三)Steven-Johnson 综合征

Steven-Johnson 综合征多见于成人,常有服药史。常先出现皮疹,逐渐加重后才开始发热。黏膜损害重,为渗出性。

(四)小儿结节性多动脉炎

小儿结节性多动脉炎在临床上常有长期或间歇性发热,皮疹为红斑、荨麻疹或多形红斑表现,可有高血压、心包渗出、心脏扩大、充血性心力衰竭及肢端坏疽等。

三、治疗

(1)主要是对症治疗。

(2)急性期主要针对心肌炎症,防止冠状动脉病变。给予阿司匹林,每天 50～100 mg/kg,分 3 次口服,热退后减量至每天 30 mg/kg,维持 2 个月。静脉滴注免疫球蛋白(IVIG),1～2 g/kg,一次性给药,5～10 小时用完。

四、急性发疹性疾病的诊疗路径

常见的急性发疹性疾病包括病毒引起的如风疹、麻疹、幼儿急疹、传染性红斑;细菌引起的猩红热;药疹等。

(一)年龄

2 岁以内的要考虑幼儿急疹,儿童患者要考虑风疹、麻疹、传染性红斑以及猩红热,青年患者主要考虑风疹、药疹及麻疹。成年患者主要考虑药疹。

(二)询问病史

首先应询问患者传染病患者接触史、服药史;了解发病的前驱症状及其时间、性质。了解患者有无发热以及发热程度;发热持续时间;是否伴有呼吸道症状;先出皮疹后发热还是先发热后出皮疹。先出现高热者要考虑麻疹、幼儿急疹及猩红热。麻疹及幼儿急疹的高热常持续 3~5 天,猩红热的高热持续约 1 天。麻疹常伴明显的卡他症状,猩红热则伴有明显咽痛。先出现皮疹,在皮疹加重后才发热者考虑药疹。幼儿急疹的特点是热退疹出。

(三)体格检查

观察患者的一般情况,麻疹及猩红热患者的一般情况较差;发疹型药疹患者的一般情况较好。检查颈部和枕部淋巴结,风疹、麻疹、幼儿急疹均有淋巴结肿大;而药疹常无淋巴结肿大。检查口腔黏膜及咽部,麻疹可见颊黏膜科氏斑;风疹可见软腭斑疹或瘀点;猩红热可见扁桃体红肿及"杨梅舌"。

(四)皮疹特点

风疹皮损为淡红色,稀疏分布于全身;麻疹皮损为鲜红至暗红色,泛发全身,面部皮疹较明显;传染性红斑皮损为玫瑰色水肿性红斑,先出现于两颊,蝶形分布;猩红热皮损为弥漫性细小密集的红斑,皮肤皱褶处皮疹更密集,口周有苍白圈。

(五)处理

病毒性发疹主要给予休息、对症治疗,隔离患者。猩红热给予青霉素治疗,隔离患者。药疹处理原则为停用一切可疑药物,多饮水或静脉输液以促进体内药物排泄,轻者给予抗组胺药物、重者加用皮质类固醇。

第五章　细菌性皮肤病的诊治

第一节　脓　疱　疮

脓疱疮又称脓痂疹、传染性脓痂疹，俗称黄水疮，是一种由化脓性球菌引起的接触性或接种传染的急性炎症性皮肤病。儿童较为常见，约占儿童皮肤病门诊的 10%，常见于夏秋两季，如不及时控制，可在家庭内或儿童集体场合中迅速蔓延。引起脓疱疮的病原菌主要为金黄色葡萄球菌，其次为链球菌（7.6%）。在金黄色葡萄球菌中以第Ⅱ组 71 型最为多见，其次为 94 型、96 型。由链球菌引起者则以乙型溶血性链球菌感染为主，常可诱发急性肾小球肾炎。

一、诊断要点

本病常见有以下两型。

（一）寻常性脓疱疮

（1）常由金黄色葡萄球菌引起。

（2）寻常性脓疱疮好发于面、颈、四肢暴露部位，约 1/3 患者可累及躯干部，少数患者鼻腔、唇、口腔及舌部黏膜亦可侵犯。

（3）初起为散在鲜红色米粒至黄豆大小丘疹或水疱，水疱很快转为脓疱，疱周绕以红晕。脓疱壁较厚，初丰满紧张，数日后疱壁松弛，破溃后露出鲜红色糜烂面，表面覆有较稠的脓性分泌物，干燥后形成蜜黄色痂。由溶血性链球菌引起者，皮损初为红斑，迅速出现水疱、脓疱，疱壁薄，易破溃，常在就诊时仅见有蜜黄色结痂。脓疱经 4～6 天逐渐消退。

（4）自觉瘙痒，常因搔抓使分泌物带至其他部位皮肤，而又出现新脓疱。

（5）部分儿童在脓疱疮后患急性链球菌性肾小球肾炎，从脓疱疮发作到急性链球菌性肾小球肾炎出现平均潜伏期为18～21天,急性链球菌性肾小球肾炎为散发性,多由咽部M型12感染所致。在由M型49引起的急性肾炎流行时,24％的链球菌性脓疱疮儿童可发生急性肾炎或不明原因的血尿,小于6.5岁者危险性较高。对患有链球菌性脓皮病的儿童,应做常规尿检查,以期发现尿中是否有红细胞、粒细胞管型及蛋白。不过这种肾小球肾炎通常是急性过程,病程较短,但也可能发展成慢性,甚至肾功能衰竭。

(6)实验室检查:粒细胞总数常升高,中性粒细胞比例偏高,泛发性病例血沉、黏蛋白增高,痊愈后恢复正常。由链球菌引起者抗链球菌溶血素O(抗O)效价一般增高。

(7)极少新生儿以及体弱儿童可引起败血症而导致死亡,附近淋巴结可肿大。严重者有发热、粒细胞数增多等全身症状。

(二)大疱性脓疱疮

(1)大疱性脓疱疮常由凝固酶阳性的金黄色葡萄球菌引起,发病率相当高,多见于儿童及青年。

(2)大疱性脓疱疮好发于面部、躯干、四肢,偶可见于掌跖或黏膜部位。

(3)初起为米粒大或黄豆大水疱,迅速增大至蚕豆或更大脓疱,疱周红晕不著,疱壁紧张丰满,疱液由清澈渐渐变为混浊,由于重力作用,脓细胞坠积而成半月状,或见疱底有点状脓液沉积,数日后脓疱破溃或干涸后形成淡黄色结痂,脱痂后不留瘢痕而愈,但可遗留暂时色素沉着。

(4)患者自觉有不同程度痒感,附近淋巴结可增大,全身症状轻微。

(5)本病应与水痘、丘疹性荨麻疹等疾病相鉴别。

二、治疗

(一)保持皮肤清洁

保持皮肤清洁卫生,及时治疗瘙痒性皮肤病,避免搔抓,防止接触传染,已污染的毛巾、衣物应消毒处理。

(二)全身治疗

大多数患者无需全身治疗,对皮损多或全身症状明显者可给予抗生素治疗。

1.青霉素

在美国不同地区脓疱疮患者皮损中分离的金黄色葡萄球菌株多数对青霉素或阿莫西林耐药,治疗失败率为1/4或更多。在阿莫西林中加入一种β-内酰胺酸抑制剂克拉维酸能明显提高疗效。有报道用阿莫西林,20~25 mg/(kg·d),每天3次,共10天,加克拉维酸与头孢克洛,20 mg/(kg·d),每天3次,共10天,治疗儿童脓疱疮的疗效良好。两者临床治愈率相等,但前者细菌治愈率较高。苯唑青霉素为窄谱抗生素,对金黄色葡萄球菌有强大的抗菌活性,本品可口服、肌内注射及静脉注射用药,每天6~8 g,分3~4次用药,儿童50~100 mg/(kg·d)。邻氯青霉素对耐青霉素G金黄色葡萄球菌作用优于苯唑西林,口服每天2~3 g,儿童每天30~60 mg,分4次,亦可静脉滴注。

2.头孢菌素类

头孢氨苄为广谱抗生素,对金黄色葡萄球菌的抗菌浓度在1~16 μg/mL,对链球菌的抗菌浓度为0.1~6.3 mg/mL。成人口服0.5~1 g,每天4次;儿童每天50~100 mg/(kg·d),分4次口服。头孢唑啉对金黄色葡萄球菌2 μg/mL的浓度可抑制80%的菌株。本品可肌内注射或静脉滴注,成人每次1~1.5 g,每天2~3次,儿童25~30 mg/(kg·d),分2~3次用药。头孢羟氨苄胶囊每片为250 mg,成人每次2~4粒,每天2次,小儿按体重每12小时15~20 mg/kg。

3.大环内酯类

红霉素对金黄色葡萄球菌耐药高达50%以上,而克拉霉素体外抗药活性高于红霉素,而与头孢羟氨苄的临床和细菌的治愈率相同。阿奇霉素10 mg/(kg·d),每天2次。

4.新型喹诺酮类抗生素

新型喹诺酮类抗生素对皮肤化脓性感染具有较好的疗效,且较安全。如环丙沙星,口服成人250~500 mg,每天2~3次;静脉缓慢滴注,每次200 mg,每天2次。氧氟沙星,口服成人每次200~400 mg,每天2~3次;静脉缓慢滴注每次100 mg,每天2次。甲磺酸左氧氟沙星每片0.1 g,注射液0.2 g/100 mL,口服每次0.1~0.2 g,2次/天,静脉注射每次0.2~0.4 g,每天1~2次。

(三)局部治疗

局部治疗是治疗脓疱疮的主要措施,应以止痒、杀菌、消炎、干燥为原则。首先用1:5 000的高锰酸钾溶液或依沙吖啶或生理盐水洗涤,洗时要剪开脓疱,洗净污秽、脓痂、脓液,如渗出多时可做湿敷,分泌物减少后可外用软膏。

(1)莫匹罗星:又名假单孢菌酸A,外用每天3次共用10天,治疗儿童脓疱疮疗效与口服琥乙红霉素,30~50 mg/(kg·d),服用7~10天,疗效相等或更高,治疗成功率>90%。

(2)新霉素、复方新霉素(含有杆菌肽)、利福平软膏、环丙沙星软膏疗效亦佳,可选用。

(3)红霉素、四环素软膏:由于均属常用口服或静脉滴注药物制成,外用疗效不佳,且容易引起变态反应,也像过去的青霉素、三磺软膏一样不宜继续在临床使用。

(4)氯霉素软膏、杆菌肽软膏、0.1%卡那霉素软膏、阿米卡星喷剂均可使用。

(5)炎症减轻无脓液时,可搽用含止痒抗菌的洗剂如硫黄炉甘石洗剂等。

(6)中药蒲公英、紫花地丁各 30 g,黄芩、黄柏各 15 g,加水 1 000 mL 煎成500 mL,用纱布滤去药渣,浸洗疮面,每天 1～2 次。亦可用青黛散以麻油调敷患处。

第二节 丹 毒

丹毒是指由 A 组 β 型溶血性链球菌感染引起的皮肤及皮下组织内淋巴管及其周围软组织的急性炎症。

一、病因及发病机制

致病菌多为 A 组 β 型溶血性链球菌,偶为 C 型或 G 型链球菌,病原菌主要由皮肤或黏膜细微损伤而侵入。足癣和鼻炎常是引起小腿及面部丹毒的主要诱因,营养不良、酗酒及糖尿病等也可诱发本病。

二、临床表现

丹毒好发于小腿及头面部,婴儿则常见于腹部。患者常有足癣、感染病灶及皮肤外伤史。起病急剧,常先有全身不适、畏寒、发热、头痛、恶心、呕吐等前驱症状。典型皮损为局部出现境界清楚的水肿性红斑,表面紧张发亮,并迅速向四周蔓延,有时红斑基础上可发生水疱、大疱或血疱。患者自觉灼热、疼痛,伴有局部淋巴结肿大。皮损及全身症状多在 4～5 天达高峰,消退后局部留有轻度色素沉着及脱屑。

下肢丹毒若诱因持续存在,可反复发作,导致皮肤淋巴管受损,淋巴液回流不畅,受累组织肥厚,形成象皮肿。

三、诊断与鉴别诊断

根据发病急骤,境界清楚的水肿性红斑、伴有全身中毒症状可确诊本病。临床上须与以下疾病鉴别。

(一)接触性皮炎

接触性皮炎有接触外界刺激物的病史,常有瘙痒,无发热、疼痛和触痛。

(二)类丹毒

类丹毒常发生于手部,很少有显著的全身中毒症状。皮损处无发热、触痛,色泽不如丹毒鲜亮。常有海鲜类食物接触史。

(三)蜂窝织炎

蜂窝织炎的皮损中央部位红肿最重,境界不清,浸润深,化脓现象明显。

四、预防与治疗

丹毒以系统治疗为主,反复发作者应积极去除附近慢性病灶(如足癣、溃疡、鼻窦炎及颜面部感染病灶等)。

(一)系统治疗

首选青霉素或头孢菌素,对青霉素过敏者可选用克林霉素或万古霉素。一般于 2～3 天后体温可恢复正常,需持续用药 2 周左右,以防止复发。

(二)局部治疗

局部可用 25％～50％硫酸镁溶液、0.5％呋喃西林溶液或 0.1％依沙吖啶溶液冷湿敷,并外用抗生素膏;亦可采用半导体照射、超短波、红外线等物理治疗。同时抬高患肢,注意皮肤清洁,及时处理小创口。

第三节　疖　与　疖　病

疖是一种急性化脓性单个毛囊及毛囊周围感染,多发及反复发生者称疖病。病原菌主要为金黄色葡萄球菌,其次为表皮葡萄球菌。在人体皮肤常有此菌存在,人体对葡萄球菌感染有一定的自然免疫力,因此不经常引起感染。只有当皮肤损伤,以及机体抵抗力降低时才可能发生本病。皮肤不洁、潮湿多汗、局部擦伤、搔抓常为本病诱因。某些皮肤病如湿疹、痱子、瘙痒症及虱病容易引起本病。营养不良、贫血、酒精中毒、糖尿病、低丙种球蛋白血症、长期使用皮质类固醇、免疫抑制剂也容易继发本病。

一、诊断要点

(1)疖好发于面、颈、臂、腕、臀部和外生殖器区域,亦可发生于躯干等部位。

(2)初起为红色毛囊性丘疹,中心有毳毛穿出,逐渐增大而形成鲜红色或暗红色结节,表面发亮紧张。患者自觉疼痛,压痛明显。继之,结节顶端发生脓疱,中心形成脓栓,破溃后排出脓液或整个结节化脓变软,扪之有波动感,穿破后有较多脓液流出,以后炎症逐渐消退,遗留瘢痕而痊愈。皮损单发或数个发生。发于耳道者称耳道疖,外耳道及整个一侧面部剧痛,压耳屏处或牵拉患侧耳郭患者疼痛难忍;发生于鼻部者疼痛亦著;发生于上唇面部危险三角区的疖,由于该处静脉与筛窦吻合,可引起海绵窦血栓形成、海绵窦炎及颅内感染而危及生命。

(3)重症患者可有发热、近卫淋巴结肿大及全身不适症状。营养不良者可导致脓毒败血症。

(4)疖可多发、成批发生,此愈彼发,持续数月至数年,称为慢性疖病。

二、治疗

(一)全身治疗

1.抗生素治疗

使用抗生素应早期、足量。用于金葡萄感染的抗菌药物:①β-内酰胺酶类包括青霉素、头孢菌素类;②糖肽类如万古霉素、替考拉宁等;③多西环素、米诺环素等;④红霉素等大环内酯类抗生素;⑤林可霉素和克林霉素;⑥氨基糖苷类抗生素如庆大霉素、阿米卡星、奈替米星;⑦利福霉素类如利福平;⑧喹诺酮类;⑨复方磺胺甲噁唑(SMZ-TMP)、磺胺嘧啶-甲氧苄啶复合剂(SD-TMP)等。

抗生素首选仍为青霉素,可肌内注射或静脉滴注;或林可霉素每次 0.6 g,每天 2 次肌内注射。青霉素耐药者可用半合成青霉素如苄唑青霉素、邻氯青霉素。青霉素过敏者可用头孢菌素,亦可选用利福平 600 mg/d。或做细菌培养药敏试验,选择敏感抗生素。

2.疖病治疗

首先应寻找原因,如因贫血、免疫功能低下等,应予治疗。除选择有效抗生素外,对免疫功能低下者,可服用左旋咪唑 150 mg/d,连服 3 天,停药 11 天再服,3 个月为 1 个疗程。亦可试用丙种球蛋白、干扰素、胸腺素、卡介菌多糖核酸每支 0.5 mg,隔日肌内注射 1 次,18 次为 1 个疗程。

(二)局部治疗

早期可外敷鱼石脂软膏,切忌挤压。如疖中心坏死形成脓栓,则可于清洁消毒后夹出脓栓,然后外搽利福平、莫匹罗星、复方新霉素或2%褐霉素软膏。如疖已形成脓肿有波动感时可切开排脓,放置引流条,每天或隔日更换敷料。

(三)物理治疗

物理疗法可选用紫外线、红外线、超短波、透热疗法及氦氖激光治疗等。

第四节　痈

痈是由金黄色葡萄球菌引起的多个相邻的毛囊及毛囊周围炎症,炎症位置较深,浸润范围广,可累及其周围和下部的结缔组织包括脂肪组织,形成明显的红肿、疼痛的硬块,常在皮肤表面形成多个脓头。

一、诊断

(一)临床表现

本病多发生于身体比较衰弱的患者。男性、中年和老年人多见。营养不良、糖尿病或严重的全身性皮肤病如剥脱性皮炎、天疱疮和长期使用糖皮质激素者易患此病,好发部位为颈、背、臀和大腿处。通常为1个,也可伴发1个或多个疖。感染初期为红、肿、热、痛的斑块,表面光滑,边缘局限,以后逐渐扩大,5～7天后开始化脓,中心开始软化坏死,表面出现多个脓栓即脓头,脓栓脱落后留下多个带有脓性基底的深溃疡如蜂窝状。多数患者有较重的全身症状,如寒战、发热、全身不适、恶心、虚脱,也有因败血症死亡者。

(二)实验室检查及特殊检测

1.直接镜检

可取脓汁、血液等涂片,革兰氏染色后镜检。根据细菌形态、排列和染色性可作初步诊断。

2.细菌培养

葡萄球菌:将标本接种于血琼脂平板、甘露醇和高盐培养基中进行分离培养,根据菌落特征、色素形成、有无溶血、菌落涂片染色镜检,可鉴定。疑有败血症时,采血置于葡萄糖肉汤培养基中,增菌后,再划种于血琼脂平板,进行分离鉴定。

3.病理检查

病理检查可见深毛囊炎及毛囊周围炎。病变累及多个毛囊,毛囊周围产生脓肿,有密集的中性粒细胞和少数淋巴细胞浸润,继之坏死,毛囊和皮脂腺均被毁灭。

(三)诊断标准

典型的红、肿、热、痛的斑块,有多个脓头,即可诊断。

(四)诊断难点

痈发生初期,脓肿未成熟时仅仅表现为红、肿、热、痛的斑块,而没有脓头或仅有 1 个脓头,这时诊断往往较困难,很难和其他皮肤软组织感染相区别。

(五)鉴别诊断

疖为 1 个毛囊及毛囊周围炎,炎症面积较小,只有 1 个脓头。

二、治疗

(一)常规治疗方法

1.全身治疗

全身治疗可选择头孢类、大环内酯类或喹诺酮类抗生素,也可根据细菌培养及药敏结果选用敏感抗生素,疗程为 10～14 天。

2.局部治疗

早期可用 50% 硫酸镁、70% 乙醇湿敷,也可敷用 20%～30% 鱼石脂软膏、中药六合丹或金黄膏,局部外搽聚维酮碘溶液、莫匹罗星软膏也有一定效果。已成脓者,需手术切开引流。

(二)治疗难点

耐药菌株的出现使抗生素的选择越来越困难,应在治疗前做细菌培养和药敏试验,选用敏感抗生素。

(三)新治疗方法及新药

夫西地酸乳膏外搽,每天 2～3 次。

第五节 毛 囊 炎

毛囊炎为毛囊部发生的急性、亚急性或慢性化脓性或非化脓性炎症。本病较为常见,分化脓性和非化脓性两种。化脓性者主要由葡萄球菌引起,常由于瘙痒性皮肤病搔抓后感染引起。非化脓性者多与职业或某些治疗因素有关,长期接触煤焦油类物质或皮质类固醇药物,以及在湿热环境中工作,皆易诱发本病。

一、诊断要点

(1)毛囊炎好发于头部、颈部,亦可发生于臀部及身体其他部位。

(2)初起为与毛囊一致的小丘疹,周围有明显红晕,中心有毛发贯穿,迅速形成粟粒大小的丘脓疱疹、小脓疱,脓疱疱壁薄,不相融合,破后有小量脓性分泌物,数日后局部干燥,结痂而愈,预后不留瘢痕。

(3)多见于成人,自觉瘙痒或轻微刺痛感。少数患者有多发倾向,持续数月,迁延难愈。

二、诊断

根据好发部位,皮损为与毛囊一致的炎性丘疹,脓液涂片镜检或细菌培养有助于诊断及致病微生物鉴定。

三、药物治疗

(一)个人卫生

注意个人卫生和劳动保护,积极治疗瘙痒性皮肤病。

(二)全身治疗

(1)抗生素治疗:鉴于目前医院内葡萄球菌感染对青霉素 G 耐药者高,而对链霉素、四环素、氯霉素产生耐药性者亦占 60%左右,因此,此类药物不宜选用。可根据病情使用新青霉素Ⅱ、口服螺旋霉素、阿奇霉素或诺氟沙星、头孢菌素、头孢噻肟钠等新型广谱抗生素。

(2)对反复发生的毛囊炎,可注射丙种球蛋白、自身菌苗或多价葡萄球菌菌苗。后者具体使用方法:在上臂皮下注射,第 1 次用菌苗 0.5 mL,以后每次1 mL,每周 1 次,5 次为 1 个疗程,连续使用 2～3 个疗程。若注射部位红肿显著,可减轻注射量。

(3)局部治疗:注意皮肤清洁,可用局部消毒剂如 1∶5 000 高锰酸钾溶液、依沙吖啶液、硼酸水、过氧化氢、酒精或聚维酮碘溶液等涂搽。外用药如硫黄洗剂、硫黄炉甘石洗剂可选用。四环素、土霉素软膏疗效欠佳,易致过敏,不宜选用。

(4)物理疗法:①紫外线照射。②He-Ne 激光、CO_2 激光治疗。③超短波治疗。④多源红外治疗仪照射。

第六节 蜂 窝 织 炎

蜂窝织炎是由金黄色葡萄球菌或溶血性链球菌感染引起的皮肤和皮下疏松结缔组织弥漫性化脓性炎症。

一、病因及发病机制

病原菌以金黄色葡萄球菌及 A 组 β 溶血性链球菌最为常见,少数为表皮葡萄球菌、流感杆菌、大肠埃希菌、肺炎链球菌和厌氧杆菌等。本病大部分为原发感染,即由细菌通过皮肤的创伤直接侵入皮内所致;少数也可为继发感染。

二、临床表现

皮损好发于四肢、颜面、足背、指趾、外阴及肛周等部位。皮损初起为局部弥漫性浸润性红斑,界限不清,迅速扩散至周围组织,表面皮温高,疼痛明显。严重者可发生水疱、深部化脓和组织坏死。常伴有高热、寒战和全身不适,可有淋巴结炎、淋巴管炎,甚至脓毒血症或败血症。慢性蜂窝组织炎又称硬结性蜂窝织炎,皮肤呈硬化萎缩改变,类似硬皮病,有色素沉着或潮红、灼热,但疼痛不明显。

皮肤损害可因发病部位及深浅不同而轻重不一。病变部位较表浅且组织较疏松时,局部肿胀明显而疼痛较轻;病变位于较深的致密组织时,则疼痛剧烈而肿胀不明显。发生于指、趾的蜂窝织炎局部有明显搏动痛及压痛,炎症向深部组织蔓延可累及肌腱及骨。眶周蜂窝织炎可由局部外伤、虫咬感染或鼻窦炎扩散所致,表现为眼眶周围潮红、肿胀,播散至眼窝内及中枢神经系统时,可出现眼球突出及眼肌麻痹。患者往往伴有发热、畏寒、不适等全身症状,可伴有局部淋巴管炎及淋巴结炎。重者可发生坏疽、转移性脓肿及败血症。

91

三、诊断与鉴别诊断

根据发病急骤和典型的皮肤表现诊断不难,临床需进行血液培养排除败血症。蜂窝织炎须与丹毒、深静脉栓塞及真菌、病毒、昆虫叮咬等引起的蜂窝织炎样表现相鉴别。

四、预防与治疗

一经确诊,即予足量抗生素全身治疗可控制疾病进展。寻找潜在的易感因素,并进行治疗以防止复发。

(一)系统治疗

首选青霉素或头孢菌素,对青霉素过敏者可选用大环内酯类或喹诺酮类抗生素,也可用万古霉素或夫西地酸等;颌面部位感染可同时应用甲硝唑。眶周蜂窝织炎除加强抗生素治疗外,应及时使用 X 线或计算机体层摄影(computed tomography,CT)了解眼窝及鼻旁窦情况,并可在应用足量敏感抗生素同时短期合用糖皮质激素,如地塞米松 $0.3 \sim 0.5$ mg/(kg · d),可明显缓解症状,缩短病程。同时注意加强营养,提高抵抗力。

(二)局部治疗

早期未化脓的皮损治疗同丹毒。皮损中间软化并有波动感时,则需要及时手术切开引流。

第七节　化脓性汗腺炎

化脓性汗腺炎是一种顶泌汗腺的慢性化脓性炎症,主要发生于腋下、外生殖器及肛周等处。

一、病因及发病机制

病原菌主要为金黄色葡萄球菌,也可有化脓性链球菌及其他革兰氏阴性菌感染,多发生于青年和中年妇女,可能与女性顶泌汗腺较发达有关。出汗较多、摩擦、搔抓、雄激素过高、内分泌疾病、免疫功能不全、肥胖、吸烟等均可为本病的诱因。本症可与聚合性痤疮、脓肿性穿掘性毛囊炎同时存在,称为毛囊闭锁三联症,为常染色体显性遗传疾病。

二、临床表现

(一)腋窝汗腺炎

腋窝汗腺炎初起为一个或多个小的硬性皮下结节,以后有新皮疹陆续成批出现,排列成条索状,或群集融合成大片斑块。其结节表面可无明显的化脓现象,偶尔其顶端出现一小脓疱,自觉疼痛及压痛,全身症状轻微。约经几周或数月后结节深部化脓,向表面破溃,形成广泛的瘘管及较大的潜行性不规则溃疡。如不治疗,可时好时发,呈慢性过程。两侧腋窝同时受累者约占20%。

(二)外生殖器、肛周汗腺炎

外生殖器、肛周汗腺炎多与腋窝汗腺炎同时并发或随后发生,但亦可首发。多见于男性,且常伴有聚合性痤疮。初在腹股沟、阴囊、股部或臀部、肛周发生豌豆大小的硬性结节,很快破溃,形成潜行性溃疡,且有瘘管互相连接,可向肛门壁穿破而形成肛瘘。女性乳晕亦可受累,在腋窝、肛门或生殖器部位可见多个黑头粉刺,具有诊断意义。其病程比腋窝汗腺炎更长,可持续多年。

三、诊断与鉴别诊断

根据好发部位及典型皮损,本病不难诊断。疾病早期应与疖和表皮囊肿相鉴别。疖通常为不局限于皱褶部位的毛囊及毛囊深部周围组织的感染;表皮囊肿呈半球形隆起的肿物,生长缓慢,正常皮色,质硬,有弹性,常表现为单一损害。此外,本病还需与皮肤瘰疬性结核、腹股沟肉芽肿、性病淋巴肉芽肿以及梅毒性淋巴结肿大等进行鉴别,可做细菌学及血清学的检查,必要时可做活检。

四、预防与治疗

治疗一般分3期进行。

(一)第一期

局部治疗。保持局部皮肤干燥、清洁,避免摩擦、搔抓等刺激。可用0.1%乳酸依沙吖啶溶液或0.5%新霉素溶液等清洗患处,每天2～3次。局部使用克林霉素对早期皮损有效。

(二)第二期

全身治疗。短期系统使用抗生素如每天口服四环素2 g或米诺环素100 mg,共10天。难治的患者,可较长期进行抗生素治疗。有报道克林霉素300 mg每日 2 次和利福平 300 mg 每日 2 次联合应用有效。

(三)第三期

外科手术或姑息性治疗。对顽固性反复复发的病例,可行广泛手术切除病损处皮肤及皮下组织,并行植皮,但腹股沟及乳房下皱褶部位不主张进行手术治疗。本病复发率与手术面积大小成反比。姑息性治疗包括系统应用氨苯砜、糖皮质激素或免疫抑制剂等。

第八节 葡萄球菌烫伤样皮肤综合征

葡萄球菌性烫伤样皮肤综合征(staphylococcal scalded skin syndrome,SSSS)又名新生儿剥脱性皮炎或 Ritter 病,主要是由凝固酶阳性、噬菌体 II 组 71 型金黄色葡萄球菌引起的一种急性感染性皮肤病。

一、病因及发病机制

病原菌为凝固酶阳性的金黄色葡萄球菌,主要是噬菌体 II 组 71、3A、3C 和 55 型,少数也可为噬菌体 I 组和 III 组。感染灶多位于鼻咽部,其次为皮肤创伤处、结膜和血液,新生儿多位于脐部或泌尿道。致病菌在原发感染灶释放表皮剥脱毒素,后者经血行播散至表皮颗粒层,通过结合并破坏桥粒芯蛋白-1,导致颗粒层细胞松解、表皮剥脱而致病。表皮剥脱毒素主要通过肾脏代谢,而新生儿或婴幼儿肾脏排泄缓慢,使毒素在血清中含量增高并播散至皮肤引起损害。发生 SSSS 的成人多见于肾脏排泄功能或机体免疫功能低下者,如肾炎、尿毒症、身体衰弱或免疫功能缺陷患者。

二、临床表现

SSSS 多见于 5 岁以内的婴幼儿。病初患儿可有鼻炎、化脓性咽炎、皮肤化脓性感染或外伤、结膜炎,新生儿常有脐部或泌尿道感染。皮损初起为眼周、口周红斑,迅速波及躯干、四肢,以褶皱部位及脐部为重。特征性表现是在弥漫性红斑基础上出现无菌性脓疱或松弛性大疱,稍用力摩擦,表皮很快就会发生剥脱,露出鲜红水肿性糜烂面,状似烫伤,尼氏征阳性。手足皮肤可呈手套或袜套样剥脱。皮损经过 2～3 天后渗出减少,开始出现结痂和干燥脱屑。由于口、眼的运动使口周、眼周的皮损表现为放射状皲裂,但无口腔黏膜损害,这是本病的另一个特征。急性期患儿自觉皮肤疼痛,触痛明显,表现为拒抱。还常伴有发热、厌食、腹泻或结膜炎等症状。病情轻者 1～2 周后可痊愈,不留瘢痕;病情严重者可继发肺炎、细菌性心内膜炎或败血症等危及生命。由于近年对本病认识的提高和及时的治疗,儿童的死亡率由以前的 30% 下降至目前的 4%～5%。

三、诊断与鉴别诊断

根据表皮剥脱似烫伤、口周放射状皲裂、不累及口腔黏膜等临床特点,再结合触痛、拒抱等明显的自觉症状可以诊断本病。对皮肤原发感染灶、咽部、外鼻腔、眼分泌物进行细菌培养,新生儿发生的 SSSS 还需对脐部、外阴部皮损进行培养,常可培养出金黄色葡萄球菌。

SSSS 需与中毒性表皮坏死松解症相鉴别。后者主要由于药物过敏引起,皮损表现多形,口腔、眼部、外生殖器等黏膜损害重,死亡率高。发生在新生儿的 SSSS 需与新生儿脓疱疮相鉴别。新生儿脓疱疮皮疹以脓疱为主,无表皮松解现象,尼氏征阴性。

另外,本病的顿挫型易发生在大龄儿童,表现为弥漫分布猩红热样红斑伴皮肤触痛,尤其在褶皱和屈侧部位,一般不会出现水疱,尼氏征阴性。这种皮损和猩红热很相似,但无杨梅舌和腭部瘀点表现。

四、预防与治疗

治疗包括早期使用有效抗生素、支持治疗及皮肤护理。

(一)系统治疗

1.尽早使用抗生素

尽早使用有效抗生素是治疗关键。首选耐 β-内酰胺酶半合成青霉素(如苯唑西林或氯唑西林)或头孢菌素,疗程 7～10 天。对 β-内酰胺类抗生素过敏时,可选用克林霉素、复方磺胺甲噁唑(禁用于新生儿及 2 个月以下婴儿)、环丙沙星(禁用于 18 岁以下的小儿及青少年)或大西地酸。住院患者(如重症监护室、手术后置管患者等)出现 SSSS,首选万古霉素或利奈唑胺治疗。如果用药 7 天后临床表现无改善,应再次进行细菌培养并做药敏试验,根据结果调整相应抗生素种类。

2.支持疗法

注意维持水、电解质平衡,尤其是口周皮损影响患儿进食的阶段。严重病例可静脉使用丙种球蛋白治疗,一般建议给予 400 mg/(kg·d),疗程 1～3 天。

(二)局部治疗

1.急性期

由于皮损似烫伤,故护理原则同烫伤患者,如放置于消毒房间,应用烫伤支架;保持室内合适的温度、湿度;新生儿应置于暖箱内以保持体温;护理和陪住人员严格执行消毒隔离制度。由于疼痛剧烈及表皮剥脱,应尽量减少搬动患者的次数;皮损面积较小时,可用生理盐水或1∶8 000高锰酸钾溶液外洗或湿敷后涂抹莫匹罗星软膏、夫西地酸乳膏等外用抗生素;皮损面积较大时,可用凡士林油纱贴敷于表皮剥脱区,不必每日揭除,按时用碘伏消毒即可。

2.恢复期

皮肤干痒,可应用润肤霜剂。

第九节　麻　　风

麻风由麻风分枝杆菌(简称麻风杆菌)所致,主要侵犯皮肤、黏膜和周围神经,临床表现为局限或播散性增生性皮损和肉芽肿样改变,周围神经功能受损,导致严重四肢畸残和面部损毁。

一、病因及流行病学

麻风杆菌属于抗酸分枝杆菌。杆菌长为2～6 μm,宽为0.2～0.6 μm,呈棒状或稍弯曲,革兰氏染色阳性,抗酸染色弱阳性。最适宜繁殖温度为27～30 ℃,可在巨噬细胞内寄生,体外可存活7～10天,至今仍无成功培养麻风杆菌的报道。

麻风在全球呈不均匀簇集和地方性流行,以亚洲、非洲和拉丁美洲为主。经多年努力,我国目前有90％以上县市达到"基本消灭麻风"(患病率≤1/100 000)。

(一)传染源

人类为麻风杆菌唯一的宿主和传染源,一般认为未经治疗的患者传染性高,多菌型患者传染性高于少菌型4～11倍。

(二)传播途径

直接接触是麻风最重要的传播方式,如麻风杆菌通过呼吸道、破损的皮肤、黏膜侵入人体。另外,生活密切接触、文身也可传播。

(三)易感人群

麻风感染的易感性个体差异很大,尤其与人体对麻风杆菌特异性细胞免疫力相关。多菌型家族人群比其他人群发生麻风的危险性高5～10倍。绝大多数人对麻风杆菌有特异性免疫力。

二、临床表现

麻风皮损临床差异很大,因个人免疫力不同,从单个皮损到全身泛发。临床根据患者免疫状态、皮损数量、形态、病理学特征及细菌多少有不同分型。

(一)分型

本病分型常用病谱分类法。按免疫力强、含菌量少过渡至免疫力弱、含菌量多,依次为结核样型麻风(TT)、界线类偏结核样型麻风(BT)、中间界线类麻风(BB)、界线瘤型麻风(BL)、瘤型麻风(LL)及未定类(I)麻风。世界卫生组织(world health organization,WHO)为便于流行病学调查及联合化疗现场观察,又分为少菌型(PB)和多菌性(MB)。

(二)临床表现

1.未定类麻风

未定类麻风(I)为麻风早期表现。表现为单个或多个浅色斑疹,表面光滑,可对称分布,可累及全身。皮损处有轻中度感觉障碍,一般无神经粗大。皮损可自行消退,皮肤查菌多为阴性。本型可自愈或转为其他类型麻风。

2.结核样型麻风

结核样型麻风(TT)患者免疫力较强,好发于四肢、面部、臀部,皮损多为单个境界清楚的斑疹或斑块,呈浅红或暗红色,表面干燥、粗糙,毳毛脱落、可覆鳞屑,有浅感觉障碍,损害附近可触及粗大的皮神经,有时皮损附近淋巴结可变大。神经受累严重时,表现为神经粗大,可出现肌肉萎缩、运动障碍和畸形。肘部尺神经最易受累,相应部位皮肤感觉障碍和肌无力。皮肤涂片查菌阴性,麻风菌素试验强阳性。

3.界线类偏结核样型麻风

界线类偏结核样型麻风(BT)与结核样型相似,为斑疹或斑块,皮损数目较多,分布较广泛,以躯干、四肢、面部为多,呈红色或黄褐色,表面光滑,覆少许鳞屑,局部毛发可脱落。部分皮损有中央色素减退区,形成环状损害。神经受累多见,可触及粗大而不对称的皮神经,局部浅感觉障碍明显。皮肤查菌一般为阳性,细菌密度指数＋～＋＋,麻风菌素试验阳性。

4.中间界线类型麻风

中间界线类型麻风(BB)较少见。皮损数目较 BT 多,形态多样,皮损多色。患者可有斑疹、斑块、浸润等,呈浅红、红褐色、棕色、黄色等,有时同一皮损上呈现几种颜色。斑块中央有"打洞区",损害呈环状或靶形。面部皮损呈蝙蝠状,称为"蝙蝠状面容"。皮损处感觉轻中度减退,周围神经损害变异较大。细菌密度指数＋＋～＋＋＋＋。麻风菌素试验阴性。

5.界线类偏瘤型麻风

界线类偏瘤型麻风(BL)皮损数目较多,形态较小,边界不清,表面稍光亮,常呈浅红色、橘色或褐色。患者可有斑疹、丘疹、结节、斑块和弥漫性浸润等。有的损害较大,中央有"打洞区",内缘清楚,外界浸润模糊。周围神经可广泛受累,眉毛、睫毛、头发可脱落,常不对称,感觉、运动神经功能明显受损。早期可累及黏膜,晚期常累及淋巴结、睾丸、眼及内脏,出现"狮面""鞍鼻"等。细菌密度指数为＋＋＋＋～＋＋＋＋＋,麻风菌素试验阴性。

6.瘤型麻风

瘤型麻风(LL)患者对麻风杆菌缺乏免疫力,皮肤数目多,分布广泛而对称。早期皮损为淡红或浅色斑,边缘模糊,表面光亮,无感觉障碍和闭汗,有时仅有蚁行感和微痒等感觉异常。中期皮损浸润明显,形成斑块、结节,表面多汁,光亮,面部浸润及眼结合膜充血,呈醉酒样面孔,眉睫常有脱落。晚期斑块融合,并向深部浸润,出现结节,遍及全身。面部弥漫增厚,额部皮纹加深,鼻唇肥厚,耳垂肿大,眉睫脱落,呈"狮面"外观,伴明显浅感觉障碍和闭汗。眼部受累,可引起疼痛、畏光、结膜炎、角膜炎、青光眼,甚至失明。淋巴结、肝、脾受累程度加深。睾丸受累可继发性睾丸萎缩,导致不育、阳痿、乳房胀大等。细菌密度指数＋＋＋＋＋～＋＋＋＋＋＋,麻风菌素试验阴性。

(三)麻风反应

1.Ⅰ型麻风反应

Ⅰ型麻风反应属细胞介导的迟发性免疫反应,多见于免疫状态不稳定的界线类麻风患者(BT,BB,BT)。其临床表现为原有皮损发红、肿胀。原受累的浅神经突然粗大、疼痛,部分病例出现脓肿。由于患者细胞免疫增强或减弱的变化及抗麻风药物的有效治疗,病变发生向结核样型端变化的"升级反应"和病变向瘤型端变化的"降级反应"。

2.Ⅱ型麻风反应

Ⅱ型麻风反应(麻风结节性红斑,ENL)是抗原-抗体复合物变态反应(Ⅲ型变态反应),常发生于瘤型和界线类偏瘤型。临床表现类似多形红斑,成批出现红色皮内及皮下结节,伴红斑及疼痛。严重时可出现脓疱、溃疡,伴明显全身症状如畏寒、发热、食欲减退、关节痛、白细胞计数增多和贫血。

三、实验室检查

(一)组织病理检查

组织病理检查对麻风的诊断、分型和疗效判定都有重要意义。TT 主要以上皮样细胞灶性浸润,形成结核样肉芽肿为特征,朗格汉斯巨细胞较多,抗酸杆菌染色阴性;LL 表皮萎缩,表皮下有无浸润带,真皮内主要以巨噬细胞或泡沫细胞形成肉芽肿,淋巴细胞少,抗酸染色显示大量抗酸杆菌。

(二)麻风杆菌检查

由皮损及皮肤黏膜取组织液,必要时可做淋巴结穿刺查菌。一般检查 5～6 个部位,如眶上、下颌、耳垂和活动性皮损。检查结果判定见(表 5-1)。

表 5-1 麻风杆菌检查结果判定

0	100 个油镜视野(OIF)内未见细菌
1+	100 个 OIF 内有 1～10 条菌
2+	每 10 个 OIF 内有 1～10 条菌
3+	平均每个 OIF 内有 1～10 条菌
4+	平均每个 OIF 内有 10～100 条菌
5+	平均每个 OIF 内有 100～1 000 条菌
6+	每个 OIF 内有超过 1 000 条菌

注:细菌指数＝各部位查菌"＋"号数的总和或查菌部位数

(三)麻风菌素试验

麻风菌素试验用于测定机体对麻风杆菌的迟发型超敏反应,可部分反映机体对麻风杆菌细胞免疫力,TT 多呈强阳性,LL 多呈阴性。

四、诊断与鉴别诊断

(一)诊断

WHO 麻风专业委员会提出诊断麻风的 3 个体征,同时满足两个条件即可诊断。①皮损伴感觉丧失；②周围神经受累、粗大伴感觉丧失；③皮肤涂片查麻风杆菌阳性。

(二)鉴别诊断

麻风皮损及神经损害可类似于多种皮肤及神经系统疾病，掌握麻风临床体征的几个特点，详细的体格检查，结合病理及查菌，不难鉴别。

五、治疗和预防

强调早期、足量、足程、规则治疗，减少畸残及复发。

(一)联合化疗(MDT)

WHO 推荐的麻风联合治疗方案。

1.多菌型

利福平每月 600 mg；氯法齐明每月 300 mg，每天 50 mg；氨苯砜每天 100 mg。疗程 24 个月。

2.少菌型

利福平每月 600 mg；氨苯砜每天 100 mg。疗程 6 个月。

完成治疗的患者需每年定期监测临床及细菌学检查，不少于 5 年。

(二)麻风反应的治疗

临床上可予患者类固醇、氯喹、氯法齐明和镇痛、退热等对症处理，ENL 可加用沙利度胺，必要时可使用其他免疫抑制剂如环孢素等。

第十节 皮肤结核

皮肤结核是由结核分枝杆菌所致的皮肤黏膜感染。皮肤结核的感染途径包括血液传播、体内感染灶的结核分枝杆菌随分泌物排出及邻近结核病灶直接扩散导致的内源性和外源性结核分枝杆菌直接接种引起的感染。

一、临床表现

皮肤结核临床表现差异很大，分类复杂。按感染来源将其分为外源性原发、内源性继发、血源性皮肤结核及发疹性结核疹等四大类十余个型别，临床常见型别如下。

(一)寻常狼疮

该类患者一般有肺、肠道或泌尿生殖系统结核感染。含有结核分枝杆菌的分泌物从鼻腔、口腔、直肠或生殖器排出,自体接种累及邻近黏膜皮肤区域,也可经血流播散至皮肤。早期皮损表现为针头至黄豆大小结节,红褐至棕褐色,质地柔软,称为"狼疮结节",玻片压时呈棕黄色,表面用探针易刺入,内容物似半透明"苹果酱状",逐渐扩大为微红褐色斑块。病变持续发展,部分自愈形成萎缩性疤痕,部分皮损破溃形成溃疡,如此循环,多年不愈。

(二)疣状皮肤结核

疣状皮肤结核常见于成年男性。好发于手指、足、小腿等暴露部位。初起损害为黄豆大暗红色丘疹,质硬、单侧分布,逐渐向周围扩大变成斑块,表面角质增厚,粗糙不平,形成疣状增生,有较深沟纹分隔,挤压可有脓液从裂隙中溢出,脓液中可查到结核分枝杆菌,干燥后结成污黄褐色痂,皮损外周呈暗紫色浸润带及暗红色晕。皮损中心疣状增殖逐渐变平,结痂脱落,可遗留萎缩性网状疤痕。病程持续数年或数十年。

(三)瘰疬性皮肤结核

瘰疬性皮肤结核又称液化性皮肤结核,多由淋巴结结核、骨和关节结核直接蔓延或经淋巴管蔓延到邻近皮肤所致。病变好发于颈部,其次是胸上部、腋下、腹股沟等处皮肤。病程缓慢,可迁延不愈。多见于儿童,表现为黄豆大皮下结节,边界清楚,质硬、无痛,有活动性,正常皮色,皮肤表面温度不高。结节逐渐增大、增多,相互融合成斑块,中央坏死,软化。皮肤渐变薄而破溃,有干酪样物质和稀薄脓液排出,形成溃疡,基底部为柔软的肉芽组织,边缘为潜行性。附近肿大的淋巴结增大、软化、坏死,形成新的瘘管。随着病情进展,形成多发性瘘管。瘘管开口往往不大,但其下的溃疡可广泛而深入。溃疡愈合形成瘢痕组织挛缩后造成局部畸形,索状瘢痕是本病特征,可据此诊断本病。病程缓慢,常迁延多年不愈。

(四)丘疹坏死性结核疹

丘疹坏死性结核疹多见于青年女性。临床特征为四肢伸面散发丘疹,中央坏死,原皮损自愈后形成溃疡和瘢痕,新的皮损再度出现,致使丘疹、结痂、溃疡、瘢痕同时并存。病情迁延,长期不愈。

(五)硬红斑

硬红斑多见于青年女性,常与身体其他部位结核并发,多对称发生于小腿下部屈侧,初起为绿豆大小的数个皮下结硬。数周后结节逐渐增大与皮肤粘连,皮损略微高起,呈暗红色或紫红色,浸润明显,界限不清,固定且硬是本病特征。部分结节可逐渐软化破溃,形成深在性溃疡,流出稀薄脓液,顽固难愈,愈后遗留萎缩性瘢痕及色素沉着。结节亦可自行消退。患者无明显全身症状,局部有程度不等的触痛。病程缓慢,春秋及寒冷季节易复发。

二、组织病理

组织病理表现主要为真皮浅层的结核样肉芽肿,即由上皮样细胞、多核巨细胞形成典型的结核结节,中心有干酪样坏死,外围绕以密集的淋巴细胞浸润。较难查到抗酸杆菌。

三、诊断与鉴别诊断

根据皮肤结核病各型临床表现、组织病理特点、结核菌素试验不难诊断与鉴别诊断。分枝杆菌培养和 PCR 可明确是否为结核分枝杆菌感染。

四、治疗

(一)抗结核治疗

需早期、足量、规则、联合及全程应用抗结核药。主张 2～3 种药物联合使用。除皮肤结核有脑膜受累,一般总疗程应为 12 个月。

1.异烟肼

异烟肼口服 5 mg/(kg·d),成人 0.3 g/d。

2.利福平

利福平口服 450～600 mg/d。一般每日早饭前 1 小时顿服。

3.链霉素

链霉素成人 0.75 g/d,肌内注射。

4.乙胺丁醇

乙胺丁醇口服每天 15 mg/kg,成人常用口服每次 0.25 g,每日 3 次。

5.对氨基水杨酸钠

对氨基水杨酸钠成人口服每次 2～3 g,每日 3 次。

(二)局部治疗

局部可用 5% 异烟肼软膏、利福平软膏、对氨基水杨酸软膏等外敷。损害较小者可使用异烟肼或链霉素于局部病灶注射,也可手术或激光去除皮损。

第十一节 非结核分枝杆菌感染

非结核分枝杆菌(non-tuberculous mycobacteria,NTM)皮肤病由除结核分枝杆菌以外的分枝杆菌引起,又称不典型分枝杆菌。目前已报道的 NTM 已达150 余种,部分感染可引起皮肤损害。近年来,随着艾滋病患者数的增加、器官移植的普及、免疫抑制剂的应用,NTM 引起的皮肤病报道呈上升趋势。

一、病因及流行病学

(一)NTM 病原学及传播途径

目前发现与人类疾病相关的 NTM 有 50 种以上,致病力与菌种有关,但毒力不如结核分枝杆菌。形态学上 NTM 都是细长、不活动、需氧、无孢子的杆状形态。大部分属腐物寄生菌,存在于自然界的水、土壤、未消毒的牛奶、动植物中。由于 NTM 的生物膜具有疏水性,使其可以在供水系统中持续存活,部分菌属属于条件致病菌。创伤、手术及经常接触受污染的水和土壤可导致 NTM 感染,尤其是合并有慢性基础疾病或免疫功能低下者。

(二)非结核分枝杆菌的分类

根据分枝杆菌生长速度和在光线下或暗处产生色素的能力进行系统分类,具体如下。

1.Runyon Ⅰ 群(光产色菌)

在 Lowenstein-Jensen 培养基内,37 ℃曝光 24 小时培养时,该菌可产生一种黄色色素。此类包括海分枝杆菌、堪萨斯分枝杆菌、猿分枝杆菌。

2.Runyon Ⅱ 群(暗产色菌)

此类分枝杆菌在避光培养时可产生橙黄色色素,这类分枝杆菌中瘰疬分枝杆菌、戈登分枝杆菌是主要病原体。

3.Runyon Ⅲ 群(不产色菌)

此类分枝杆菌不产生色素,这类分枝杆菌包括鸟胞内复合体分枝杆菌、嗜血分枝杆菌、鸟分枝杆菌和溃疡分枝杆菌。

4.Runyon Ⅳ 群(快速生长菌)

此类分枝杆菌不产生明显色素、但据其 3～5 天的快速生长率可供鉴别。其中最重要的病原体为偶发分枝杆菌、龟分枝杆菌、脓肿分枝杆菌。

二、游泳池肉芽肿

游泳池肉芽肿（swimming pool granuloma，SPG）是由海分枝杆菌感染导致的皮肤和皮下组织炎症性疾病，占 NTM 感染的 50%～80%。

(一)病因和发病机制

病原菌为海分枝杆菌，自然栖息地是水，以温热地区的自然池塘、海水中多见，也可见于鱼缸、游泳池等。海分枝杆菌比结核分枝杆菌粗且长，生长条件严格，其最适温度为 22～33 ℃，在 Lowenstein-Jensen 培养基内 30 ℃时生长最理想。海分枝杆菌属于 Runyon 分类中Ⅰ类光产色菌，菌落在培养基上曝光后24 小时内产生黄色色素。

本病高危人群为渔民、加工海鱼工人、海洋水族馆工作人员和免疫抑制者，也有家庭主妇因被鱼刺刺伤而感染者。

(二)临床表现

游泳池肉芽肿可发生于各年龄段人群，无性别差异。患者多有感染部位外伤史，并接触过海水、热带鱼等。皮损好发于易受外伤的部位，如肘、膝、手、足、踝、指(趾)、小腿等处。潜伏期约 3 周。在病菌侵入部位发生红褐色小丘疹、小结节或斑块，偶可破溃形成表浅溃疡。皮损常为单发，多数无自觉症状，也可有压痛或叩击痛。皮损一般在几个月至 2～3 年内可以自然痊愈，个别病例皮损逐渐扩大至手掌大小，病程持续数年到十几年。免疫力低下者可发生播散性感染。播散时，25%～50%的患者结节有增多，沿淋巴管排列，呈孢子丝菌病样表现，局部淋巴结轻度肿大，很少发热。在播散性感染病例中有广泛的狼疮样损害，发生于躯干和四肢，可有持久性溃疡或脓毒性关节炎，进行性感染可引起广泛骨髓炎。

游泳池肉芽肿的临床表现可归纳为 5 个字：水、手、冷、慢、轻。"水"指鱼水接触史；"手"是指本病多发生于手部等易受外伤的部位；"冷"是指皮疹触诊时皮温不高；"慢"是指病程很长；"轻"是指病情轻、多无全身症状。

(三)组织病理

组织病理学改变与结核性肉芽肿很相似，常出现角化过度和乳头瘤样增生。

1.早期损害

真皮部有非特异性炎症性反应，主要有淋巴细胞、中性粒细胞及组织细胞参与。

2.陈旧皮损

真皮肉芽肿反应,有时可达皮下组织,呈典型的结核性肉芽肿结构,可见上皮样细胞及朗格汉斯巨细胞,但无干酪样坏死。在抗酸染色的组织切片中,有时可发现较结核分枝杆菌长而粗的抗酸杆菌。

(四)实验室检查

对病原体进行培养鉴定是最好的诊断方法。本菌在 32 ℃培养 7~14 天可见抗酸分枝杆菌生长,在光暴露下产生色素,硝酸还原试验阴性,尿素酶试验阳性。近年来,运用分子生物学的方法从皮损组织中检测病原菌特定基因片段也得到广泛应用。此外结核菌素试验也有一定的阳性率。

(五)诊断和鉴别诊断

根据外伤史、临床皮损、组织病理、抗酸染色和病原体培养进行诊断。本病最常误诊为孢子丝菌病。孢子丝菌病临床表现与 SPG 相似,但感染源多来自土壤,组织病理 PAS 染色可见 4~6 μm 大小圆形或卵圆形小体,有时可见到星状小体。真菌培养可分离出孢子丝菌,碘化钾或其他抗真菌药有效。本病还应与蜂窝织炎、疣状皮肤结核、组织胞浆菌病、皮肤黑热病等鉴别。

(六)预防和治疗

预防:如果皮肤有破损,尽量不要游泳,特别是到野外的湖泊、河流中游泳。海产品经营者等高危人群要注意劳动保护,清洗鱼缸等时要戴橡胶手套,避免皮肤划伤。

游泳池肉芽肿有多种治疗方法,主要为药物治疗。由于海分枝杆菌对各种药物敏感性不同,药敏试验有助于选择药物。米诺环素 100 mg 每日 2 次能治愈大多数患者,多西环素、四环素、复方磺胺甲噁唑也有效。对四环素和磺胺类药物治疗无效的患者,利福平 600 mg/d 和乙胺丁醇 800 mg/d 也可能治愈。还有应用克拉霉素、左氧氟沙星有效的报道。任何治疗都必须至少持续 6 周,治愈可能需要数月。可联合局部热疗、外科切除等。

三、其他非结核分枝杆菌感染

(一)布鲁里溃疡

1.发病因素

布鲁里溃疡为溃疡分枝杆菌引起的慢性隐袭性坏死性皮肤病。通过外伤皮肤接触污染的水、土壤或植物而感染,水中昆虫叮咬也可感染。主要流行于非洲热带雨林。患者多为妇女和儿童。四肢特别是腿部是好发部位。

2.临床表现

布鲁里溃疡最初表现为单一、坚实、无痛性的皮肤结节,经过数周至数月,病变中心破溃形成溃疡,溃疡向四周和深部扩展,皮肤和皮下脂肪大量坏死,底部表面覆盖黄色坏死物,并有较多的淡黄色液体渗出,溃疡边缘呈潜行性,周围皮肤隆起变硬,色素沉着。溃疡可持续十几年或更长时间。有的患者除了溃疡外,病变部位有明显的水肿,压迫或侵犯神经时可引起疼痛;当病变累及骨骼时,可引起特异性骨髓炎。患者很少有全身症状,但并发其他细菌感染时,可出现发热、畏寒等症状。后期溃疡愈合时,机化的瘢痕组织挛缩,可导致肢体畸形,活动障碍。骨膜受侵及骨质破坏多在首发症状出现 2 个月后,通常 6～9 个月自愈,也可持续数年。早期病理改变是急性真皮和皮下组织坏死,可见抗酸杆菌黏附于真皮胶原纤维上,脂肪可发生坏死。钙化,愈合期可见肉芽肿反应。

3.治疗

感染早期可通过外科切除治疗,抗结核药物疗效不佳。有报道局部应用苯妥英钠、40 ℃以上循环水局部热浴疗法有效。

(二)堪萨斯分枝杆菌感染

堪萨斯分枝杆菌属于见光产色的慢速生长的分枝杆菌。其生长的温度范围为 32～42 ℃。在免疫抑制和 HIV 感染晚期可出现本菌的感染。男女比例约 3∶1,老年患者多见。肺、生殖器、泌尿系、关节、皮肤均可受累。局部皮损与孢子丝菌病类似,有红斑、丘疹、脓疱、结节、红色斑块、脓肿、溃疡等。从局部向周围扩散,引起淋巴结炎和皮下组织感染。组织病理改变结核样肉芽肿,病损中通常可检测出细长、染色不均的抗酸杆菌。感染本菌时应做 HIV 抗体检测。利福平加乙胺丁醇的联合治疗有效。

(三)快生长分枝杆菌感染

几乎所有快速生长分枝杆菌的感染均是由偶发分枝杆菌、龟分枝杆菌和脓肿分枝杆菌所致。快速生长分枝杆菌能引起皮肤软组织、肺部感染,以及冠状动脉搭桥术、隆乳成形术时的并发感染。其引起皮肤感染时,皮损早期常表现为红斑、肿块,晚期可发展为局限性和多发性脓肿。在艾滋病、器官移植等细胞免疫功能低下的患者中,快速生长分枝杆菌也能引起全身播散性感染,且预后较差,生存率<10%。部分喹诺酮类、克拉霉素、阿米卡星、亚胺培南等抗生素对快速生长分枝杆菌感染有一定疗效。

第十二节　炭　疽

炭疽是由炭疽杆菌引起的人和畜类都可发生的急性传染病,可分为皮肤炭疽、肺炭疽和肠炭疽3型。炭疽杆菌为革兰氏染色阳性、荚膜粗大的杆菌。此菌在动物尸体中、土壤中形成芽孢,芽孢生活力极强,在干燥状态下能存活22年,牧场一旦被芽孢污染,传染性可保持20～30年。人类皮肤炭疽多由接触病畜、死畜等传染,屠宰工人、兽医传染机会多。

一、诊断要点

(1)潜伏期12小时至12天,平均1～3天。

(2)炭疽好发于面颈部、四肢等外露部位。

(3)于病菌入侵处皮肤形成红色丘疹,迅速形成小疱、血疱、脓疱,由于组织出血坏死,病灶中心结成黑色干痂,呈黑炭状,周围绕以红晕带。局部淋巴结肿大并可化脓。

(4)分泌物涂片可查到革兰氏染色阳性有荚膜的粗大杆菌,在培养基上呈长链状。血清试验(Ascoli反应)可呈阳性。

(5)病员常有发热、头痛、呕吐、关节痛及全身不适症状。

二、诊断

根据典型呈黑炭样皮损、细菌检查及培养、小白鼠及豚鼠接种试验以及炭疽抗原检查(Ascoli沉淀反应)可确定诊断。

三、药物治疗

(一)隔离

炭疽患者应严格隔离,对其分泌物和排泄物进行消毒处理。

(二)全身治疗

(1)抗生素:青霉素为本病治疗首选抗生素,从临床资料看,尚未发现炭疽杆菌对青霉素耐药。对皮肤炭疽,剂量为成人1 600 000～4 000 000 U/d,分次肌内注射,疗程7～10天。或庆大霉素160 000～240 000 U/d或阿米卡星0.4～0.8 g/d,或四环素1.5～2 g/d,或多西环素200～400 mg/d,或红霉素1.5～2 g/d,

口服或静脉滴注。

（2）抗炭疽血清：重症者可用 20～30 mL/d,肌内注射至好转为止。严重者第一天可用 100 mL 分 2 次肌内注射,注射前先做皮内试验。目前已极少使用。

（3）危重者可短期使用皮质类固醇药物,如氢化可的松或地塞米松静脉滴注。

（三）局部治疗

对皮肤损害,切忌挤压,也不手术,以防感染扩散而引起败血症。局部可用 1:5 000 高锰酸钾溶液洗涤,并敷以氯化氨基汞、新霉素、利福平软膏等。

第十三节　皮　肤　白　喉

皮肤白喉是白喉杆菌侵入皮肤伤口所引起的溃疡损害,溃疡表面以覆盖灰白色假膜为特征。白喉杆菌属革兰氏染色阳性杆菌,菌体粗细不一或两端膨大,故又称棒状杆菌。引起皮肤损害的菌株形状无改变,亦不产生远处的毒性症状。

一、诊断要点

（1）本病多见于儿童。

（2）皮肤白喉好发于耳后、脐、腹股沟、会阴、肛周、趾缝和指、趾等处。

（3）早期典型的皮损为圆形或卵圆形或不规则溃疡,边缘清楚而隆起,表面覆有一层灰白色假膜,此膜黏着甚深,如强行撕去此膜,溃疡表面可有出血。附近淋巴结可肿大。

（4）一般病程为 6～12 周,结痂愈合。

（5）一些不典型病例,皮损可呈脓疱疮或臁状样,亦可呈湿疹样或水疱等,但终归形成白喉溃疡。

（6）一般无全身症状,但在婴儿可有严重的全身症状。

二、诊断

典型、持久不愈的溃疡,表面覆有黏着性假膜者,应高度怀疑本病,可进一步做涂片镜检及细菌培养确定诊断。

三、药物治疗

(一)全身治疗

1.抗生素

首选青霉素,每日 800 000~1 600 000 U,分 2~4 次肌内注射。对青霉素过敏者可用红霉素,每日 40~50 mg/kg,分 4 次服用,疗程为 7~10 天,不能口服者可用静脉注射。

2.白喉抗毒素

白喉抗毒素宜尽早应用。可用 50 000~100 000 U,肌内注射,皮损可迅速消退。

(二)局部治疗

局部可用生理盐水洗去假膜,然后用消毒敷料换药。

第六章　真菌性皮肤病的诊治

第一节　头　　癣

头癣是指头皮、头发及毛囊的皮肤癣菌感染。

一、病因及发病机制

头癣的致病菌大多为小孢子菌属，也可见于毛癣菌属。黄癣的致病菌为许兰毛癣菌；黑点癣致病菌为毛癣菌属中的断发毛癣菌和紫色毛癣菌；白癣的致病菌主要为犬小孢子菌、石膏样小孢子菌和铁锈色小孢子菌；脓癣的致病菌多为亲动物性和亲土性真菌，如石膏样小孢子菌和须癣毛癣菌等。

头癣好发于儿童，常由密切接触患病动物（如猫、狗或兔等）引起，也可由与无症状带菌者直接密切接触传染。患者的病发、头皮、痂皮中带有大量真菌，易污染床单、枕巾衣帽等，与带菌者共用污染的理发工具、帽子、枕巾等物品也可引起间接传染。

皮肤癣菌定植于头皮后，其繁殖能力与皮肤环境密切相关。皮脂腺的不饱和脂肪酸对真菌生长有抑制作用，但儿童皮脂腺发育不成熟，故易感染致病真菌。外伤可引起局部皮肤屏障功能受损，有利于皮肤癣菌的感染与繁殖，浸渍皮肤的水分增多也适于皮肤癣菌生长，皮损痂皮内混合细菌感染可进一步促进真菌的生长繁殖。另外，不透气的衣帽可增加皮肤局部的温度和湿度，干扰角质层的屏障功能，也有利于真菌的生长繁殖。不同的致病菌引起的临床表现各不相同，全球范围的流行病学情况也不同，在我国，引起头癣最常见的致病菌为犬小孢子菌，其次为须癣毛癣菌、紫色毛癣菌和断发毛癣菌，我国新疆地区则以紫色毛癣菌感染引起的黑点癣最为多见。因家养宠物逐渐增多，头癣感染率近年有

110

所增加,临床上应引起重视。

二、临床表现

头癣好发于儿童,成人少见。临床上根据致病菌和临床表现的不同,可将头癣分为 4 种类型,即黄癣、白癣、黑点癣、脓癣。目前,我国多以白癣为主,黄癣目前在临床上少见,新疆地区黑点癣发病率略高,随着人们饲养宠物的不断增多,脓癣发病率也有所增加。

(一)黄癣

黄癣俗称"痂痢头""秃疮",常由许兰毛癣菌感染引起,是皮肤癣菌毛发感染的最严重形式。

发病初期皮损为针尖大小的淡黄红色丘疹,表面覆盖薄片状鳞屑,随着病情发展,皮损表面逐渐形成边缘翘起的黄色痂,皮损中心紧附着于头皮形成碟状的黄癣痂,去除厚痂后可见潮红色的糜烂面,黄癣痂逐渐扩大、融合形成大片状,严重者可覆盖整个头皮。由于致病真菌在毛发内生长,易造成毛发破坏,病发干燥、无光泽,变脆易折断,毛囊破坏后引起毛发脱落并形成大片永久性秃发,大部分愈后可遗留萎缩性瘢痕。皮损处由于痂皮内继发细菌感染等因素,可散发出特殊的鼠臭味。显微镜下观察,可见发干内有菌丝和气泡,患者一般无明显自觉症状或仅伴有轻度瘙痒,少数患者无典型黄癣痂,仅表现为少量丘疹、鳞屑、瘙痒,容易误诊为脂溢性皮炎。

(二)白癣

我国致病菌多为犬小孢子菌,多见于儿童,男多于女。发病早期表现为群集的红色小丘疹,逐渐向四周扩展形成圆形或椭圆形斑,表面覆有灰白色鳞屑,呈环状体癣样改变,随之附近可出现数片同样的皮损,被称为"母子斑"。皮损逐渐演变为大片状附有鳞屑的斑片,斑片内头发多在距离头皮 2~4 mm 处折断,残根部外周绕以灰白色菌鞘,菌鞘是由真菌寄生于发干而形成,镜检见成堆密集的发外小孢子。患者一般无明显自觉症状,或有不同程度的瘙痒。白癣一般无炎症反应或仅有较轻的炎症反应,大多数患者到青春期可以自愈,这是因为青春期头皮皮脂腺分泌活跃,皮脂腺中的不饱和脂肪酸对致病真菌的生长有一定抑制作用。白癣致病菌一般不破坏毛囊,故不会造成永久性秃发,愈合后不留瘢痕。

(三)黑点癣

黑点癣病原菌主要为断发毛癣菌和紫色毛癣菌,可见于儿童及成人。皮损初期以丘疹为主,逐渐向周围蔓延,形成钱币大小的环状斑片,表面覆以灰白色鳞屑,皮损逐渐扩大成片,中央有愈合倾向。随着病情进展,皮损处毛发失去光泽、蜷曲以至折断,因毛发在毛囊口折断形成"黑点"样外观,故名黑点癣。病灶处炎症反应较轻或无明显炎症反应。本病发展缓慢,久病不愈,患者仅略有痒感。若不及时治疗,可蔓延至发迹或面部,形成体癣。本型感染属于发内型感染,镜检可见充满于病发内的关节孢子,愈后可引起局灶性脱发和点状萎缩性瘢痕。

(四)脓癣

脓癣主要是由亲动物性或亲土性皮肤癣菌引起,近年来也有亲人性的红色毛癣菌致病的报告。发病机制为头皮对致病真菌产生强烈的超敏反应所致,临床上表现出明显的炎症反应。皮损初起为密集的炎性毛囊性丘疹和小脓疱,迅速发展成为核桃大小或更大的、质地柔软的隆起性肿块、脓肿。常单发,界限清楚,触之有明显波动感。肿块的毛囊口处形成蜂窝状小孔,可挤压出半透明脓液。皮损部位毛发松动,易拔出。可伴有耳后、颈、枕部淋巴结肿大和触痛,也可同时继发细菌感染,亦可引起癣菌疹。由于致病真菌可破坏毛囊,愈后可留有永久性秃发和凹陷性瘢痕。

三、实验室检查

(一)真菌直接镜检

黄癣病发内可见关节孢子、链状菌丝和气泡,皮损痂皮内可见厚壁孢子和鹿角状菌丝;白癣病发外可见包绕毛发密集排列的圆形、卵圆形小孢子;黑点癣病发内可见呈链状排列的关节孢子。

(二)滤过紫外线灯检查

黄癣病发在灯下呈现暗绿色荧光;白癣病发呈现亮绿色荧光;黑点癣病发则无明显荧光。

四、诊断和鉴别诊断

根据典型的临床表现,结合真菌直接镜检、培养及滤过紫外线灯检查,头癣容易诊断,皮肤癣菌的菌种鉴定主要依靠形态学特征,必要时需要借助生理生化实验及分子生物学方法。本病应与头皮银屑病、头皮糠疹、头皮脓肿、脂溢性皮炎等进行鉴别。

五、预防和治疗

(一)注意事项

头癣在诊断明确后应及时治疗,采取综合治疗方案最佳,以免造成治疗失败或复发。同时应注意以下几点。

(1)早诊断、早治疗。

(2)彻底消毒隔离病患及贴身衣物、帽子等。

(3)对患癣病的家畜和宠物也应给予及时的治疗和处理。

(4)对托儿所、学校、理发店等应加强卫生宣传教育工作和管理。

(二)治疗

治疗应采取综合治疗方案,即服药、搽药、洗头、剪发、消毒五步措施联合应用。

1.服药

头癣可采用下述的任何一种药物治疗。①伊曲康唑:儿童 $3\sim5$ mg/(kg·d)口服,成人 $100\sim200$ mg/d,口服,与饭同服,疗程 $4\sim6$ 周;②特比萘芬:儿童体重<20 kg 者,62.5 mg/d 口服,$20\sim40$ kg 者 125 mg/d 口服,体重>40 kg 者250 mg/d,口服;成人 250 mg/d 口服,疗程 $4\sim6$ 周。③灰黄霉素:儿童 $15\sim20$ mg/(kg·d)口服,成人 $600\sim800$ mg/d,分 $2\sim3$ 次口服,疗程一般 $3\sim4$ 周,如病发镜检仍有真菌,需延长疗程,用药超过 1 个月应注意监测肝肾功能和血常规,如肝酶异常应及时停药,目前灰黄霉素已较少使用。

2.搽药

头癣可用 2.5% 碘酊或 2% 酮康唑软膏、1% 萘替芬乳膏、0.25% 酮康唑软膏、1% 联苯苄唑液治疗,每天搽 2 次,连用 $1\sim2$ 个月。

3.洗头

患者可每天用 2% 酮康唑洗剂或硫磺皂洗头 1 次。

4.剪发

尽可能全部剪除病发,每周 1 次,共 8 次。剪掉的病发最好焚烧。

5.消毒

患者所有使用过的物品如梳子、帽子、枕巾、毛巾、及理发工具要彻底煮沸消毒。

脓癣患者除口服抗真菌药外,如有癣菌疹发生或急性期炎症明显时可短期应用小剂量糖皮质激素,如继发细菌感染可适量联用抗生素,切忌切开引流,避免造成更大的永久性瘢痕。

第二节　手癣和足癣

手癣俗称"鹅掌风",是由于真菌感染手部皮肤所致的疾病,大多数为皮肤癣菌所致,发病部位以指间、手掌侧皮肤为主,发生于手背部则诊断为体癣;足癣俗称"脚气",是由于真菌感染足部所致,主要累及足趾间、足跖、足跟、足侧缘的皮肤。

一、病因与发病机制

手癣和足癣的病原菌主要有红色毛癣菌、须癣毛癣菌、絮状表皮癣菌、石膏样小孢子菌和断发毛癣菌(儿童)等,其中红色毛癣菌最为多见,占50%~90%。患病个体往往较其他人有易感性。

手癣和足癣是全球性多发病、常见病,在我国发病率较高,其中部分手癣是由足癣传染而致。手癣和足癣的流行情况有以下特点。

(1)以中青年为主,可能与劳动量大、活动多、出汗多,手足长期处于多汗潮湿环境,利于真菌生长繁殖状态有关。

(2)体力劳动者的构成比高,可能与长期从事体力劳动,多汗潮湿或长期从事水湿作业等因素有关。近些年来,由于广谱抗生素、外用糖皮质激素制剂、针对皮肤癣菌敏感的抗真菌药物使用增加,以及糖尿病、肿瘤、免疫缺陷类疾病患者数量的增加,导致了白念珠菌以及其他念珠菌感染数量的上升。手足癣病原菌的流行分布与地区差异有关。

二、临床表现

手癣和足癣(尤其是足癣)在浅部真菌病中最为常见,分布广泛,我国南方地区较北方地区多发。夏季气候炎热、潮湿、易出汗有利于真菌繁殖,故夏季发病率升高;或夏季较重,冬季减轻。手癣和足癣多见于成年人,两性患病率无差别。皮损多由一侧传播至对侧。手癣常见于单侧,而足癣多累及双侧。根据临床表现与特点的不同,手癣和足癣可分为3种类型。

(一)浸渍糜烂型

浸渍糜烂型又称间擦型。主要由红色毛癣菌、须癣毛癣菌、絮状表皮癣菌引起,第4~5和3~4指(趾)间多发,也可累及跖屈侧。多见于手足多汗、长期浸水或长期穿胶鞋者,夏季多发。临床特征为皮损处瘙痒、异臭味,指(趾)间皮肤湿润浸渍松软,可见渗液,去除浸渍发白的角质层可见其下潮红糜烂面,表面可出现裂隙。患者自觉瘙痒感显著,可合并细菌感染,导致淋巴管炎、蜂窝织炎和丹毒,表现为足部红、肿、热、痛,可引发癣菌疹。

(二)水疱鳞屑型

水疱鳞屑型多由须癣毛癣菌感染引起,病程呈慢性轻症基础上的亚急性过程。好发于指(趾)间、掌心、足跖及足侧缘。发病初期为散在或群集的针尖大小的深在性水疱,壁厚,紧张发亮,不易破溃,部分水疱可融合成多房性大疱,去除疱壁可露出蜂窝状鲜红糜烂面。水疱数天后可干涸,出现领圈状脱屑,皮损可持续向周围蔓延,形成界限清晰的鳞屑性斑。瘙痒显著。

(三)角化过度型

角化过度型又称角化增生型,病原菌以红色毛癣菌为主,少数为絮状表皮癣菌。临床上以糠状鳞屑、伴有角化过度为主要特点,常伴发甲癣。皮损多累及掌跖部及足跟、足侧缘。皮损处皮肤呈明显粗糙、角质增厚、干燥、脱屑,冬季皮损处易发生皲裂、出血,疼痛,皮损还可向足背蔓延。病程呈慢性经过,自觉症状轻微。

手癣和足癣治疗不彻底,可表现为慢性或长期迁延不愈。足癣多累及双侧,手癣则常单侧发病,如患者手足均被累及,可见到所谓"两足一手"现象,又被称为"两足一手综合征",有提示癣病诊断的意义,且此型多由红色毛癣菌所致,现已证明两足一手综合征的手部感染几乎均由搔抓病足所致。相比之下,两足两手感染现象相对少见。故该现象可能与习惯性用同一只手搔抓患足,手部暴露于通风、干燥的环境等因素有关,有学者认为两足一手综合征有较强的家族聚集和遗传易感倾向。

足癣(尤其趾间浸渍糜烂型)如不及时治疗,易继发细菌感染,主要为金黄色葡萄球菌、溶血性链球菌等,出现脓疱、溃疡、脓性渗液,并继发丹毒、急性淋巴管炎、淋巴结炎和蜂窝织炎,炎症反应明显时还可引发局部湿疹样改变和癣菌疹。

三、诊断和鉴别诊断

根据典型临床表现,结合真菌镜检及培养结果不难作出诊断。临床上需与湿疹、汗疱疹、掌跖脓疱病、掌跖角化症、接触性皮炎等鉴别。真菌直接镜检是确诊的主要手段。

四、预防和治疗

(一)预防

手癣和足癣的治疗应注意要及时、彻底,消灭传染源;注意个人卫生,穿透气性良好的鞋袜,保持足部干燥清洁;不共用鞋袜、浴盆、脚盆等生活用品;日常生活中应避免刺激性物质对手足部皮肤的损伤;伴甲真菌病者应同时治疗,以免互相感染。

(二)治疗

治疗一般以外用药物治疗为主,治愈的关键在于坚持用药,疗程一般需要2~4周,如不长期规范用药,极易复发;角化过度型手癣和足癣或单用外用药疗效不佳者应考虑系统用药。

1.外用药物治疗

目前主要为唑类和丙烯胺类,根据不同临床类型和外用药的使用原则,选择不同的处理方法,急性损害如浸渍糜烂型或伴有水疱时,给予3%硼酸溶液、0.1%利凡诺尔等湿敷,渗出减少消退后再给予粉剂(如枯矾粉、咪康唑粉等)、抗真菌制剂。应选择刺激性小的抗真菌制剂或药物,切忌使用刺激性强的药物。角化过度型无皲裂时可使用角质剥脱剂,如水杨酸、间苯二酚等。

2.抗真菌药物治疗

某些类型如角化增厚型外用药物疗效欠佳者;浸渍糜烂严重,使用外用药物易引发细菌感染者;对外用药物依从性差,反复发作者。患者无禁忌证,可给予伊曲康唑(200 mg/d,餐后即服,疗程1~2周)或特比萘芬(250 mg/d 口服,疗程2~4周)。足癣继发细菌感染时应联合应用抗生素,同时可局部用1∶5 000高锰酸钾溶液或0.1%利凡诺尔湿敷;引发癣菌疹时,应在积极治疗原发病灶的同时给予抗过敏治疗。

第三节 体癣和股癣

体癣是指发生在除头皮、掌跖和甲以外体表部位的皮肤癣菌感染;股癣是指臀部、腹股沟、会阴及肛周的皮肤癣菌感染。二者本质上为皮肤癣菌病在不同部位的表现。

一、病因与发病机制

本病主要由各种皮肤癣菌感染引起,以红色毛癣菌最为多见,其他如须癣毛癣菌、疣状毛癣菌、犬小孢子菌等也可引起本病。体股癣可通过直接接触或间接接触传播,也可通过手、足、甲癣的自身接种感染。

皮肤癣菌定植、生长与真菌和机体两方面因素有关,皮肤癣菌在与皮肤角质层接触后,在皮肤表面黏附、定植并穿透角质层细胞,皮肤癣菌继续繁殖形成菌丝,产生和分泌细胞外蛋白酶等炎症介质,进一步影响角质形成细胞的增生。机体提供了有利于皮肤癣菌生长的因素,如机体防御受损、角质层的高水合状态及为皮肤癣菌提供营养的特殊解剖结构;抗皮肤癣菌感染的机制受到破坏,如皮肤屏障功能下降,皮肤的温度、湿度和 pH 适合真菌生长,正常菌群微环境的改变,角质层的更新障碍,非特异性免疫以及特异性免疫反应的改变等。

二、临床表现

体癣在气候炎热的夏秋季节多发。人群易感因素包括肥胖多汗、糖尿病、慢性消耗性疾病、长期应用糖皮质激素或免疫抑制剂者。体癣和股癣临床特点类似。

(一)体癣

体癣的原发损害为针头大小的红色丘疹、丘疱疹或水疱,随后形成有明显鳞屑的红色斑片,境界非常清楚,逐渐向周围等距离扩展蔓延,皮损中心有自愈倾向,边缘由丘疹、丘疱疹和水疱、结痂、鳞屑连成狭窄隆起呈环状或多环状,形状如古铜钱状,故有人称之为"铜钱癣"。皮损中央常出现色素沉着。由亲动物性皮肤癣菌(如犬小孢子菌)引起的病灶炎症反应较明显。患者自觉不同程度的瘙痒,也可因长期搔抓刺激等引起局部湿疹化或苔藓样改变。

(二)股癣

股癣的典型皮损好发于腹股沟或臀部。单侧或双侧,有反复发作倾向。基本皮损与体癣相同,发生于腹股沟处的皮损下缘往往较显著,上缘并不清晰,阴囊、阴茎较少受累。由于患处潮湿、透气性差,且易受摩擦,常使皮损炎症明显,瘙痒显著。

如患者使用了外用糖皮质激素或不规范治疗,可使皮损很不典型,称"难辨认癣",很容易误诊,需真菌学检查方可确诊。

三、诊断和鉴别诊断

根据典型的临床表现、皮损处鳞屑直接镜检和(或)培养查到菌丝或孢子,可明确诊断。本病需要与慢性湿疹、慢性单纯性苔藓、玫瑰糠疹等鉴别。

四、预防和治疗

(一)预防

为防止本病发生,应注意卫生清洁,不与患者共用衣物鞋袜、毛巾、浴盆等,穿着透气性良好的内衣;对手、足、甲癣应及早诊断,积极治疗,减少自身传染的可能性;尽量不接触患病的宠物和牲畜。

(二)治疗

体癣和股癣治疗以外用药物为主,皮损泛发、皮损较严重者以及外用药疗效不佳者应考虑系统给予内服抗真菌药物治疗。

1.外用药物治疗

有多种抗真菌外用药物供选择,如唑类、丙烯胺类、吗啉类、环吡酮类等。应坚持用药2周以上或皮损消退后继续用药1~2周,以防止复发。应注意剂型的合理选择,需特别注意皮损的炎症较重或特殊部位的感染,防止产生刺激反应,加重病情。婴幼儿股癣患者应选择作用温和、刺激性小、浓度较低的外用药,并保持局部清洁干燥。

2.内服药物治疗

对顽固性的泛发型体癣可选用系统抗真菌药物治疗,如伊曲康唑(200 mg/d,餐后即服,疗程1~2周)或特比萘芬(250 mg/d 口服,2周1个疗程),与外用药物联合使用可增加疗效,缩短病程。

第四节　花　斑　癣

花斑癣俗称"汗斑",是由马拉色菌侵犯皮肤角质层所致的浅部真菌病。

一、诊断要点

(一)发病年龄、季节、病因、诱因

本病男性明显多于女性,发病年龄在 20~45 岁,但儿童甚至婴儿及65岁以

上老年人也可发病。诱发因素有肾上腺切除术、库欣病、糖尿病、妊娠、营养不良、严重烧伤、免疫抑制剂的使用等。

(二)好发部位

花斑癣好发于皮脂腺丰富部位如胸、背、颈、上臂、腋窝、腹部等。

(三)皮损特征

皮损特征为色素沉着和(或)色素减退斑,上覆少许细糠状鳞屑,形态可为点状、钱币状或融合成片。

(四)实验室检查

(1)直接镜检:显微镜下可见孢子和菌丝。孢子为圆形至卵形、厚壁、芽颈较宽,常成簇分布,菌丝粗短,呈腊肠样,可有分隔。

(2)培养:接种于含橄榄油或菜籽油的培养基,32~37 ℃培养,3 天以后开始长出乳酪色酵母样菌落,镜下可见圆形和(或)卵圆形出芽孢子,初代培养可见菌丝。

(3)滤过紫外线灯检查:黑光灯照射皮损可见黄色荧光。

(五)全身症状

约 1/3 患者有中度痒感,在劳动、日晒、出汗时加重。

(六)病程与转归

本病常持续数年,往往冬轻夏重,皮损有可能自愈或经治疗后痊愈,但易复发。

(七)鉴别

花斑癣应与单纯糠疹、白癜风及玫瑰糠疹等疾病相鉴别。

二、治疗

(一)治疗原则

治疗原则以外用药为主,必要时可内服药物。

(二)全身治疗

对皮损面积大者可内服伊曲康唑,每日 200~400 mg,治疗应坚持到真菌培养阴性为止。有肝病史者禁用。

(三)局部治疗

5%~10%硫黄软膏、50%丙二醇,每日 1~2 次。亦可用 2%克霉唑霜、2%

咪康唑霜、1%皮福唑霜、1%特比萘芬霜等,每日1~2次。外用能起泡沫的洗剂比霜膏剂更易涂遍全身,常用的硫化硒洗剂、吡啶硫代锌、2%酮康唑洗剂等,用长柄刷涂搽以产生泡沫,几分钟后再淋浴,每晚1次,连用2周。

第五节　马拉色菌毛囊炎

马拉色菌毛囊炎是由马拉色菌(主要是球形马拉色菌)引起的毛囊炎性皮肤病。

一、病因和发病机制

病原菌与花斑糠疹相同,本病好发于皮脂腺丰富部位。皮脂腺开口于毛囊,其分泌的脂质有利于嗜脂性马拉色菌在毛囊的微环境生长,在高温、潮湿等因素影响下,马拉色菌在毛囊内大量繁殖。由该菌分泌的脂酶分解脂质,产生非酯化脂肪酸刺激毛囊及其周围组织引起炎症反应。

二、临床表现

马拉色菌毛囊炎多见于青年人,多汗症、油性皮肤者多发。好发于上背、胸前、肩、颈等处皮脂腺丰富的部位。皮损为散在分布的毛囊性半球状红色丘疹,直径2~6 mm,表面有光泽,周边有红晕,间或有脓疱。部分患者有瘙痒症状,系统应用糖皮质激素或广谱抗生素者易患本病,皮损常成批出现。面部易伴发痤疮样损害。

三、诊断和鉴别诊断

根据躯干成批出现的典型毛囊炎性丘疹,结合真菌学检查(挤出毛囊内角栓直接镜检查见球形带芽颈的酵母样孢子)即可诊断。需与寻常痤疮、细菌性毛囊炎、皮肤念珠菌病等鉴别。

四、预防和治疗

祛除诱发因素,可外用2%酮康唑香波洗澡后,涂1%萘替芬、0.25%酮康唑乳膏及唑类霜剂或软膏,至少4周以上。可同时外用维A酸制剂(0.1%维A酸软膏)改善毛囊角化。如炎症较重皮损广泛者应给予口服药物,伊曲康唑200~400 mg/d连服14~21天。不宜内服药物者或难治者可试用光动力治疗。本病易复发,可在痊愈后每月口服一次伊曲康唑及常外用酮康唑香波洗澡预防。

第六节 甲 真 菌 病

由皮肤癣菌、酵母菌及非皮肤癣菌等真菌引起的甲板或甲下组织的真菌感染统称为甲真菌病,而甲癣特指由皮肤癣菌感染甲板和甲下所引起的疾病。

一、病因与发病机制

致病菌主要包括皮肤癣菌、酵母菌和某些霉菌。常继发于手足癣或外伤后,皮肤癣菌中红色毛癣菌是最常见的致病菌,约占甲真菌病的 80%,其次为须癣毛癣菌、犬小孢子菌和絮状表皮癣菌,少数由断发毛癣菌或紫色毛癣菌感染引起。酵母菌以白念珠菌为主,其他如近平滑念珠菌、热带念珠菌等。霉菌主要包括短帚霉、霉菌包括柱顶孢霉、曲霉、镰刀菌、马拉色菌等。两种或两种以上的致病真菌可引起同一甲混合感染。

甲真菌病的流行与以下因素有关。

(一)性别

男女发病均以红色毛癣菌为主要致病菌,红色毛癣菌在男性中的构成比高于女性,而女性中,以白念珠菌为主的念珠菌感染所占构成比则高于男性,女性中混合感染逐渐增加,与家务劳动环境潮湿、复杂有关。

(二)年龄

过去以中青年为主,近年来老年人感染率逐渐增加,老年人因年龄的增长,诱发甲真菌病的因素如糖尿病、免疫力降低等疾病的比例增高,甲真菌感染概率增大。

(三)职业种类

工人、农民患病率较高,其次是餐饮人员、医疗人员及家庭主妇等。甲真菌病多由手足癣直接传染,与局部血液或淋巴液回流障碍、甲外伤或其他甲病等因素也有关。

二、临床表现

皮肤癣菌病患者中约 30% 有甲真菌病,手足癣患者中约 50% 伴有甲真菌病,发病率随年龄增长而逐渐升高。根据不同的感染部位及临床特点,将甲真菌病分为以下几种类型。

(一)远端侧位甲下型

远端侧位甲下型是最常见的一型,致病菌先侵入远端甲下甲床,出现大小不等的片状白斑,逐渐变为灰黄色,再由此侵及甲下、甲板,破坏甲角质,甲板表面凹凸不平或破损,有时可出现甲板与甲床的分离,可见甲下角质碎屑堆积,甲床增厚,多由手足癣蔓延而来,常为单侧甲先受累,随后可累及其他甲。

(二)近端甲下型

近端甲下型致病菌多由甲板近端进入甲床。多发于手指,可合并甲沟炎,此型多由念珠菌,尤其是白念珠菌感染所致,也可检出皮肤癣菌。表现为甲半月和甲根部增厚、粗糙、白斑,凹凸不平或破损,呈营养不良样甲外观。有系统疾病及免疫功能异常者常见。

(三)白色浅表型

白色浅表型主要由须癣毛癣菌和枝孢霉等引起。病甲表现为大小不等片状白色斑,境界清楚,表面平滑,日后可色泽变黄,质地松脆易破裂,表面失去光泽或凹凸不平。

(四)甲板内型

甲板内型真菌侵犯甲板全层,但不再向下发展,病甲表面呈浅黄或白色,高低不平但不缺失,此型罕见,主要由苏丹毛癣菌引起的。

(五)全甲损毁型

全甲损毁型是各型甲真菌病发展的最终结局。真菌侵入整个甲板,甲结构完全丧失,全甲残缺不全,甲下残留角化堆积物,呈灰黄、灰褐色,可出现甲分离及甲板部分或全部脱落。此型多见于年长者或具易感因素者。

甲真菌病初期可无明显症状,慢性迁延可引起全甲毁损、增厚,影响手指精细活动,穿鞋挤压可引起疼痛,还可继发甲沟炎,引起红、肿、热、痛等感染症状。

三、诊断和鉴别诊断

根据临床上典型的指(趾)甲变灰黄色、增厚、破损等表现,结合真菌检查,如镜下观察到典型的孢子或菌丝,或培养阳性,可作出诊断。本病需与银屑病甲改变、甲营养不良、慢性湿疹、扁平苔藓、甲下疣、甲下肿瘤等相鉴别。

四、预防和治疗

由于甲板坚硬,药物较难渗透,且甲生长缓慢,故用药的关键在于合理选择和坚持用药。

(一)外用药物治疗

单独外用抗真菌药物治疗适用于远端侧位甲下型及白色浅表型。可先对病甲进行处理,尽量去除病甲,外用药物包括抗真菌制剂、角质剥脱剂、防腐剂等。目前疗效比较肯定的有8%环吡酮、5%阿真罗芬和3%～5%碘酊、28%的噻康唑溶液,外用药物每天2次,疗程较长,指甲3～6个月,足甲6～12个月,直至新甲生成为止;对局限型甲真菌病也可外用30%冰醋酸或3%～5%的碘酊,每日2次。

(二)系统药物治疗

通过口服抗真菌药物治疗,与外用药物联合应用可提高疗效。

1.间歇冲击疗法

一般为伊曲康唑早晚两次口服,每次200 mg,连服1周后停药3周,下月重新开始新的疗程,通常每月复诊1次,行真菌镜检及肝肾功能检查。指甲真菌病需2～3个疗程,而趾甲受累则需3～6个疗程。

2.连续疗法

连续用药,伊曲康唑每日一次,每次200 mg;特比萘芬每日一次,每次0.25 g,指甲受累疗程一般为6～8周,趾甲受累疗程一般为12～16周,最长可6个月;年轻患者因甲生长正常而能缩短疗程,在真菌学治愈和停药后2～3个月,病甲会继续好转直至甲板外观完全正常,因药物在甲板内可以继续存留一段时间。

治疗时应采取个体化的治疗方案。

第七节 念 珠 菌 病

念珠菌病是由致病念珠菌引起的皮肤黏膜的浅表感染或内脏器官的深部感染。

一、病因与发病机制

临床上,致病念珠菌以白念珠菌最为多见,其次为热带念珠菌、近平滑念珠菌、光滑念珠菌、季也蒙念珠菌、克柔念珠菌等。

念珠菌是条件致病菌,存在于自然界及正常人的口腔、阴道、胃肠道及皮肤。感染的发生与真菌毒性和机体抵抗力有关。寄居状态下念珠菌呈酵母相,并不引起感染,当条件适宜(如局部环境 pH 达到 5.5)时可转变为菌丝相,可分泌一些胞外蛋白酶,促进其对上皮的黏附能力。白念珠菌可分泌多种蛋白酶,如天冬氨酸蛋白酶、磷脂酶和脂肪酶,为其生长、繁殖提供营养,同时增加其定植和黏附能力,还可降解皮肤角蛋白,促进菌体对组织的入侵和扩散,裂解宿主的多种免疫因子,在白念珠菌免疫逃避中发挥重要作用。宿主方面的易感因素:①各种原因所造成的皮肤黏膜屏障功能降低;②长期、滥用广谱抗生素造成体内菌群失调、长期使用糖皮质激素和免疫抑制剂;③原发和继发的免疫功能下降。

二、临床表现

根据感染部位的不同,念珠菌病的临床表现可归纳为皮肤黏膜念珠菌病和深部念珠菌病两大类,每一类又可划分为多种临床类型。

(一)皮肤念珠菌病

1.念珠菌性间擦疹

念珠菌性间擦疹多见于婴幼儿及浸水作业者,肥胖多汗者和糖尿病患者也可发生,多见于会阴、腹股沟、乳房下、腋窝等皱褶部位,发生于指间者以 3、4 指间多见。皮损表现为界限清楚的红斑,外周可见散在米粒大丘疹、丘疱疹,损害中央可以出现糜烂、水疱、脓疱。患者自觉瘙痒明显或伴有疼痛。

2.念珠菌性甲沟炎及甲真菌病

念珠菌性间擦疹多累及浸水作业者及糖尿病患者。多发于病甲及甲周,累及甲周可出现甲沟红肿、渗出、甲小皮消失等甲沟炎症状,重者可引发甲床炎,伴有不同程度的瘙痒或疼痛;累及甲板多表现为甲板增厚,呈淡褐色或灰白色,表面出现白色、绿色或黑色斑点、横沟或凹凸不平。

3.念珠菌性肉芽肿

念珠菌性肉芽肿又称深在性皮肤念珠菌病,此型临床较为少见。念珠菌性肉芽肿是由念珠菌感染皮肤引起的组织增生、结节、溃疡或肉芽形成。多累及免疫功能低下的婴幼儿,细胞免疫缺陷者尤为多发,长期使用免疫抑制剂和糖皮质激素的成年患者也可发生。好发于头皮、面部、甲沟等部位。皮损可表现为炎性丘疹、脓疱、结节和斑块,表面覆有厚层黄褐色黏着性痂屑,部分皮损处角质过度增生,呈角皮样,去除角质后基底为肉芽组织。病情慢性迁延可达数十年。

4.慢性皮肤黏膜念珠菌病

慢性皮肤黏膜念珠菌病是一种较罕见的慢性复发性念珠菌感染性疾病,为一种先天性细胞免疫缺陷性疾病。其特点为幼年起病,可表现为持续性口腔黏膜感染,慢性经过,逐渐累及皮肤及深部组织发生肉芽肿,一般不侵犯内脏。部分患者伴有多种内分泌异常(如甲状腺功能减退、甲状旁腺功能减退、肾上腺功能障碍、成人胸腺瘤、糖尿病等),还可伴发外胚叶发育异常,及其他免疫功能异常、缺铁性贫血及维生素缺乏等。感染好发于头皮、颜面及四肢,皮损特点为发病初起红斑为主,以后逐渐隆起,表面结痂、形成结节及疣状增生,去除痂后可见基底部潮红糜烂面,痂皮内可见大量菌丝和孢子,皮损周围呈暗红色浸润,掌跖部位慢性损害表现为弥漫性角质增厚。

(二)黏膜念珠菌病

1.口腔念珠菌病

口腔念珠菌病包括急性假膜性念珠菌病、念珠菌性舌炎、念珠菌性唇炎、念珠菌性口角炎,以急性假膜性念珠菌病(又称鹅口疮)最多见。主要见于婴幼儿、老年人及免疫功能低下者(如艾滋病患者),新生儿可通过母亲产道被感染。多数发病急、进展快速,初起在口腔黏膜等部位出现乳状白色斑片,称为假膜,该假膜不易剥除,剥离假膜后可露出潮红糜烂面。

在老年人(尤其镶义齿者)可发生慢性增生性口腔念珠菌病,表现为增生性白斑。

成人鹅口疮多见于免疫功能低下者,常常是深在性念珠菌感染的局部表现,应警惕是消化道念珠菌病或播散性念珠菌病的早期征象。

2.外阴阴道念珠菌病

外阴阴道念珠菌病多发生于在育龄期及哺乳期妇女,可通过性接触传染。典型表现为外阴及阴道黏膜潮红水肿,表面白色或黄色凝乳状渗出物,伴有白带增多,呈豆渣样,带有腥臭味。自觉明显瘙痒或伴有疼痛。部分患者可反复发作称复发性外阴阴道念珠菌病。复发的主要原因有妊娠、糖尿病、长期应用广谱抗生素等。

3.念珠菌性包皮龟头炎

念珠菌性包皮龟头炎多发生于包皮过长或包茎的男性,可通过性接触传染。初期表现为包皮龟头轻度潮红、干燥,可伴有瘙痒,随着病情加重,皮损表面可出现针帽大小的红色丘疹,皮损表面可附着乳白色斑片,波及阴囊时产生红斑和脱屑。自觉瘙痒或无明显自觉症状。

(三)临床表现

内脏念珠菌病的临床表现根据念珠菌侵犯脏器的不同而不同。

1.消化道念珠菌病

消化道念珠菌病最为常见,主要表现为念珠菌性食道炎及肠炎,可由口腔及咽部念珠菌下行感染引起。食管炎表现为食管黏膜表浅溃疡,上覆有白色假膜,可伴有吞咽困难或疼痛,慢性感染可引起食管狭窄;肠炎可表现为腹痛、腹泻,排出黄绿色水样便,或呈豆渣样及泡沫样便。

2.呼吸道念珠菌病

本病大多为继发感染,感染途径包括两种,一为口咽部念珠菌在机体防御力低下时下行感染呼吸道及肺泡;二为血行播散引起感染,可表现为慢性支气管炎、肺炎或类似肺结核的空洞形成。临床上可出现低热,应用抗生素无效或症状好转后再次出现发热,咳嗽,咳黏稠胶状痰,重者出现高热、胸痛、呼吸困难,可发展为胸膜炎、胸腔积液。

3.其他

免疫力低下或免疫缺陷者还可发生念珠菌性菌血症,本病多由念珠菌经肠道、肺或某器官感染灶侵入血液循环引起血行播散所致,并可引起一个或多个脏器的血行播散性脓肿灶,以肾和心内膜损害为多见,严重者可导致死亡。

三、诊断和鉴别诊断

念珠菌病的临床表现多种多样,正确的诊断可根据临床特点并结合真菌学检查易于做出。若深部组织标本、血液、密闭部位(如血液、脑脊液、胸腔积液或肺组织)的体腔液等培养出念珠菌可确诊为深部感染,血培养阳性为念珠菌菌血症诊断的金标准。近年来,念珠菌病的血清学检测也逐渐得到临床认可,包括甘露聚糖抗原及抗体检测,$(1,3)$-β-D-葡聚糖(BG)的检测,对侵袭性真菌具有一定的诊断价值,分子生物学检测如聚合酶链反应(PCR)-限制性片段长度多态性分析(PCR-RFLP)有助于菌种鉴定。病理检查中有真菌侵入组织可作出诊断。

口腔黏膜念珠菌病应与口腔扁平苔癣、黏膜白斑、核黄素缺乏、地图舌等鉴别;包皮龟头部位的念珠菌病应与其他包皮龟头部的炎症相鉴别;外阴阴道念珠菌病应与细菌性阴道炎、滴虫性阴道炎相鉴别;念珠菌性尿布疹应与湿疹相鉴别;慢性皮肤黏膜念珠菌病应与暗色真菌引起的增生性皮损进行鉴别。真菌学检查是以上鉴别诊断的主要手段。

四、预防和治疗

保持皮肤清洁干燥是预防及治疗的重要措施,同时应去除各种感染因素,积极治疗基础疾病,必要时给予支持疗法。

（一）外用药物治疗

外用药物治疗用于皮肤黏膜浅表感染。口腔念珠菌病可外用霉菌素溶液（100 000 U/mL）或1％～2％甲紫溶液，可用1％～3％克霉唑液或0.02％的氯己定液漱口，也可用10 mg克霉唑片含服；皮肤间擦疹和念珠菌性龟头炎应外用抗真菌溶液或霜剂，如酮康唑、联苯苄唑液等；阴道念珠菌病可根据病情选用益康唑、克霉唑、咪康唑或制霉菌素栓剂。对于尿布皮炎等并发念珠菌感染可局部使用含糖皮质激素和（或）抗生素的抗真菌制剂。

（二）系统治疗

系统治疗主要用于大面积和深部皮肤念珠菌病、复发性生殖器念珠菌病、甲沟炎及甲念珠菌病。外阴阴道念珠菌病、龟头炎可用氟康唑150 mg单剂口服，或150 mg/d口服，1个疗程3天，也可用伊曲康唑200 mg/d口服，1个疗程为1～2周；甲念珠菌病、慢性皮肤黏膜念珠菌病需根据病情连续用药2～3个月或更长；肠道念珠菌病首选制霉菌素口服；呼吸道及其他脏器念珠菌病可静脉滴注氟康唑200～400 mg/d，应注意头痛、恶心、腹痛等不良反应的出现；也可用两性霉素B，与5-氟胞嘧啶联用有协同作用。

第八节 隐球菌病

隐球菌病是由新生隐球菌及其变种引起的急性、亚急性或慢性深部真菌病。

一、诊断要点

（一）病因及诱因

病原菌为新生隐球菌及其变种，人体抵抗力降低特别是细胞免疫功能低下是发生本病的重要原因。患恶性肿瘤、白血病、重症糖尿病、结缔组织病及其他慢性消耗性疾病者容易发生隐球菌病，长期应用抗生素、皮质类固醇、抗癌药及免疫抑制剂是诱发本病的因素。

（二）好发部位

吸入该菌可致肺部感染，皮肤、骨骼、淋巴结及其他内脏也可受累。因该菌对脑膜及脑有亲和性，脑膜炎是最常见的临床类型。

(三)皮损特征

1.肺隐球菌病

病灶可发生在肺的任何部位,以肺下野为多,往往是双侧性的。

2.中枢神经系统隐球菌病

2/3以上的隐球菌病例表现为脑膜炎、脑膜脑炎、脑脓疡或脑和脊髓的肉芽肿,以脑膜炎最为多见。

3.皮肤和黏膜隐球菌病

原发性罕见,继发性可来自肺部或其他部位的病灶。5%～15%的系统性病例可有皮肤黏膜损害。皮肤损害好发于面颈部、胸背及四肢,偶可发于臀部。多数是结节、痤疮样丘疹、脓疱,其次为溃疡、红斑、斑块、肉芽肿等,也可表现为象皮肿、传染性软疣样、水痘样、疣状损害、瘀斑、瘘管等。黏膜损害见于鼻中隔、口腔、扁桃体、咽喉等部位,表现为结节、溃疡或肉芽肿,表面覆以黏性渗出性薄膜。

4.骨关节及其他器官和组织的隐球菌病

骨关节隐球菌病很少单独发生,多为全身性感染的一部分。隐球菌血行播散还可侵及眼球、肾、肾上腺、甲状腺、舌咽、鼻、扁桃体、皮下组织、乳房、肝、脾、淋巴结、肌肉、胰腺、心肌、心内膜、主动脉弓、胃、十二指肠、空肠、前列腺、睾丸等组织,引起一系列相应的症状,病情凶险,在短期内死亡。

(四)实验室检查

1.直接镜检

标本取自患者脑脊液、痰、脓液、尿、活检或尸解材料。在涂片上滴加墨汁(常用印度墨汁),盖上盖玻片。在镜下见典型的新生隐球菌细胞为圆形厚壁孢子,菌体直径4～20 mm,外围有一透光的白色荚膜,5～7 mm厚,孢子出芽或不出芽,孢内有一较大的反光颗粒(脂质颗粒)和许多小颗粒,不出现菌丝或子囊。

2.培养

室温和37 ℃均能生长,以30～35 ℃为宜。2～3天后菌落开始生长,最初为白色,以后经黄白色、黄褐色变为奶酪色。从菌落形态不能与其他酵母菌相鉴别。20天后部分菌落液化,湿润。培养物涂片类似于直接镜检,直径2.5～8 mm,多数出芽,可见芽管或假菌丝。合并隐球菌感染的艾滋病患者血培养阳性率可达35%～70%。

3.动物接种

将菌悬液注入小白鼠腹腔、尾静脉或颅内后2～8周死亡。

(五)全身症状

多数患者只有轻微症状,少数可表现为急性肺炎及胸腔积液。表现为头痛剧烈,可伴以眩晕、恶心和呕吐,可发热(38～40 ℃),可有颅内高压症状、抽搐、瘫痪、精神障碍等。

(六)病程与转归

中枢神经系统隐球菌病进展迅速,可危及生命。

(七)鉴别

隐球菌病需与结核性脑膜炎、化脓性脑膜炎、病毒性脑炎、脑脓肿、脑肿瘤等疾病相鉴别。

二、治疗

(一)治疗原则

治疗以内用药为主,坚持正规、足疗程治疗。

(二)全身治疗

1.两性霉素 B

肺部隐球菌病患者一般用两性霉素 B 加于 5％葡萄糖溶液 500 mL 中静脉滴注,每日 0.5～0.8 mg/kg,4～6 周,可同时用 0.125％雾化吸入。对中枢神经系统损害的颅内压增高症状,应用脱水剂如 25％山梨醇 250 mL 或 25％甘露醇 250 mL 快速静脉滴注以降低颅压。成人脑膜炎每日用两性霉素 B 10 mg,以后每日递增 5 mg,直至每日 0.6～1 mg/kg。也可同时采用两性霉素 B 0.1～0.5 mg＋地塞米松 2 mg＋适量自体脑脊液混匀后鞘内注射,每周 1～3 次。在静脉滴注两性霉素 B 同时可合用 5-氟胞嘧啶,成人剂量每日 2.5～5 g,口服或静脉滴注。两性霉素 B 单用或合用 5-氟胞嘧啶的主要不良反应有发热、头痛加剧、低血钾、肝损害等。鞘内注射用 5％葡萄糖注射液稀释者出现剧烈头痛,而用自体脑脊液稀释者不良反应较小。

2.氟康唑

氟康唑较两性霉素 B 毒性小,推荐 400 mg/d 静脉滴注,7～10 天后改为 200 mg/d。

3.分阶段治疗

将治疗分为前期和后期两个阶段,前期采用以下治疗方式:①氟康唑单用;②氟康唑＋两性霉素 B;③氟康唑＋氟胞嘧啶(5-FC),至脑脊液真菌培养阴性,墨汁涂片直接镜检阴性。后期治疗采用氟康唑 100～150 mg/d 或伊曲康唑

200 mg口服维持治疗,直至脑脊液真菌培养和墨汁涂片直接镜检连续 3 次阴性后再维持治疗 8～12 周。

4.艾滋病患者合并隐球菌病者

前期治疗每日用两性霉素 B 0.5～1.0 mg/kg＋氟胞嘧啶 75～150 mg/kg,至少 2 周后改为氟康唑(400 mg/d)。轻症患者可一开始就用氟康唑或伊曲康唑,若脑脊液抗原水平高,临床症状持续但又不能耐受两性霉素 B 者可改用脂质体两性霉素每日 3.0 mg/kg 或氟康唑 400 mg/d。大多数艾滋病患者的前期治疗中两性霉素 B 总量至少应达 1.0～1.5 g。为防止复发,可用氟康唑(200～400 mg/d)或伊曲康唑(200～400 mg/d)做维持治疗,但已有氟康唑耐药的报道。

第九节　孢子丝菌病

孢子丝菌病是指由孢子丝菌感染皮肤、皮下组织及其附近淋巴组织引起的亚急性或慢性感染性疾病。皮损多见于四肢、面部等暴露部位,表现为慢性炎症性肉芽肿损害,重者可累及黏膜、骨骼甚至播散全身引起系统性损害。

一、病因与发病机制

孢子丝菌是一种存在于土壤、木材及植物的腐生菌,感染通常发生在皮肤创伤后,常沿淋巴管移行,同时吸入分生孢子可导致肺部的感染,也可播散至骨骼、眼、中枢神经系统和内脏,但较少见。孢子丝菌分为 6 个种或变种:申克孢子丝菌、球形孢子丝菌、巴西孢子丝菌、墨西哥孢子丝菌、白孢子丝菌及申克孢子丝菌卢艾里变种;我国孢子丝菌病大部分由球形孢子丝菌感染引起。

病原菌接触人体后是否会导致孢子丝菌病,或导致哪种临床类型的孢子丝菌病主要取决于病原菌本身的致病毒力以及宿主的免疫状况,孢子丝菌毒力因素主要有耐热能力、黑素、甘露聚糖等。孢子丝菌通过损伤的皮肤或黏膜进入体内,经过一段潜伏期,首先在局部产生化脓性炎症反应,继而局部组织细胞增生,引起淋巴细胞、多核巨细胞、浆细胞等聚集,引起肉芽肿样改变。如侵入病原菌数量较少,或机体抵抗力较强,病原菌被吞噬细胞清除,逐渐形成固定型或淋巴管型损害。若机体抵抗力低下,病原菌侵入血液后可引起全身播散和系统损害。

二、临床表现

孢子丝菌病在我国北方较为多见,在黑龙江省、吉林省部分地区有小范围流行,农民、矿工、造纸工人为主要的患病人群。临床上可分为 4 型。

(一)固定型

固定型较为常见,好发于面部、颈部、手背等暴露部位,皮损局限于初发部位。皮损初起为炎性红丘疹、脓疱,逐渐形成疣状结节、浸润性斑块、溃疡、肉芽肿,也可形成脓皮病样或呈坏疽样改变等多形性改变,很容易误诊。

(二)皮肤淋巴管型

皮肤淋巴管型较为常见,原发皮损常在四肢远端,也可发生在面颈部,致病菌感染皮肤后,经数日或数月后局部首先出现米粒大炎性红丘疹,逐渐形成大小不等的皮下结节,皮损继续发展呈紫红色浸润性斑块,中央可出现坏死、溃疡,此时称"孢子丝菌性初疮",随着病情发展,皮损沿淋巴管向心性排列呈串状,不断出现新的皮下结节,病变累及皮损附近的淋巴结,出现淋巴结明显肿大。随着旧的皮损愈合,可出现新的皮损,病情迁延数月至数年。

(三)皮肤播散型

皮肤播散型少见,可继发于皮肤淋巴管型或由自身接种所致,全身出现散在、多发性的实质性皮下结节、斑块,皮损表现为多形性,可出现囊肿、脓肿、破溃,或呈坏死性血管炎样改变。

(四)皮肤外型

皮肤外型罕见,又称内脏型或系统性孢子丝菌病,多见于免疫功能低下者,本型常由血行播散引起,也可由吸入孢子引起肺孢子丝菌病,偶见骨骼、眼、中枢神经系统、甲状腺、心、肝、脾、胰、肾等器官受累。

三、组织病理

早期病理表现为真皮非特异性炎性肉芽肿;晚期皮损处出现典型的"三区"病变,中央为化脓区,周围为组织细胞、上皮细胞和多核巨细胞组成的结核样结构,外层有浆细胞、淋巴细胞浸润,呈梅毒树胶肿样。PAS 染色可见红染的圆形、雪茄形孢子和星状体。

四、实验室检查

病灶脓液、组织液或坏死组织涂片,革兰氏染色或 PAS 染色,高倍镜下可见革兰氏阳性或 PAS 阳性的卵圆形或梭形小体;真菌培养早期可见乳白色酵母样菌落,逐渐形成咖啡色或黑色丝状菌落。生子生物学技术也越来越多地应用于本病的诊断。

五、诊断和鉴别诊断

根据临床表现,结合真菌培养和组织病理检查可明确诊断。需与皮肤结核、梅毒树胶肿、着色芽生菌病、脓皮病及皮肤肿瘤等相鉴别。

六、预防和治疗

从事造纸、农牧业的人员应做好个人防护;一旦皮肤发生轻微外伤,要得到及时正确处理,避免感染致病菌。

(一)系统药物治疗

首选碘化钾口服,常用 10% 碘化钾溶液 10~20 mL/d,每日 3 次口服,疗程 3~6 个月,皮损消退后可继续口服 1~2 个月,儿童用量应酌减,疗程一般为 2~3 个月。

伊曲康唑 200~400 mg/d 口服,疗程 3~6 个月。儿童患者,伊曲康唑 5 mg/(kg·d)口服,疗程 2~3 个月。治愈率较高,且具有安全性。或用特比萘芬 250~500 mg/d 口服,疗程 3~6 个月。2 岁以上儿童患者 5~6.5 mg/(kg·d)口服,使用 2~3 个月。也可碘化钾和伊曲康唑或特比萘芬联合使用,提高疗效缩短病程。病情严重者可用两性霉素 B。

(二)外用药物治疗

外用药物可选择各种外用抗真菌制剂,但一般只用于辅助治疗,单用疗效较差。

(三)物理治疗

局部温热疗法适用于孕妇或口服药物不能耐受者,温度 42 ℃左右,早晚各 1 次,每次 30 分钟,部分患者可在 1~4 个月内治愈。

第十节　着色芽生菌病

着色芽生菌病是由暗色孢科中的一组致病性着色真菌感染所引起的一种皮

肤和皮下组织的深部真菌病,以在皮肤上形成疣状增殖、结节、斑块为特征,故又称疣状皮炎。

一、诊断要点

(一)病因、发病年龄、季节及诱因

病原菌为自然界腐生菌,主要致病菌种为裴氏着色霉、卡氏枝孢霉、疣状瓶霉、紧密着色霉。在我国北方以卡氏枝孢霉为主,南方尤其是广东、广西、福建则以裴氏着色霉为多见。本病主要是经皮肤外伤感染,亦可自身接种。常于外伤后发病,潜伏期多为 15 天至 1 个月,少数为数日或 1 年以上。男女均可发病,男多于女,以青壮年较多见。

(二)好发部位

着色芽生菌病多发生于四肢暴露部位。

(三)皮损特征

初发于外伤处,开始为小丘疹,如疣刺状,干燥,表面可有鳞屑或鳞痂,损害可沿周边向外扩大,逐渐形成斑块、结节、表面呈疣状增殖改变;也可沿淋巴管扩散或自身接种,出现卫星样或远距离多发病灶。发生继发感染后可化脓、破溃。久病时,在同一皮损部位,同时可出现结痂愈合和向外扩展,也可在痂上再新发皮损,类似皮肤结核表现。

(四)实验室检查

1.直接镜检

镜下可见棕黄色、分隔、厚壁的硬壳细胞(厚壁孢子)。

2.培养

进行初代沙堡琼脂培养基试管培养,若有灰黑或深灰黑色菌落生长,再用初代沙堡琼脂培养基及马铃薯葡萄糖琼脂培养基和玉米粉琼脂培养基进行钢圈或方块玻片小培养,将钢圈小培养每周置显微镜下观察其分生孢子梗生长情况,共观察 4 周。

(五)全身症状

一般无明显自觉症状。

(六)病程

慢性病程。

(七)鉴别

着色芽生菌病需与寻常疣、银屑病、皮肤结核及肿瘤等疾病相鉴别。

二、治疗

(一)治疗原则

尽早治疗,彻底清除病灶。

(二)全身治疗

内用 10％碘化钾、克霉唑、酮康唑、5-氟胞嘧啶、伊曲康唑、特比萘芬、氟康唑等。伊曲康唑用量为 200～400 mg/d,疗程 1 年左右。特比萘芬 250～500 mg/d,疗程 1 年左右。氟康唑开始时静脉滴注 200～400 mg/d,待病情好转后改为口服,150～300 mg/d,疗程一般需半年以上。

(三)局部治疗

1.抗真菌药物

各种外用抗真菌药物可局部涂用。

2.物理疗法

局部病损可采用热疗、电灼、激光、远红外线照射等物理疗法,每日 1～2 次,每次 30～60 分钟。因该菌不耐高温,故局部加热至 45～50 ℃时,既可抑菌,皮肤又能耐受。但这些方法适用于早期、小面积、疣状增殖不太重且无播散的皮损。

(四)手术切除加药物疗法

术前全身应用抗真菌药物 15 天至 1 个月,大面积损害时须用药 1～3 个月,彻底切除病灶,术后继续用半个月。

第十一节 马尔尼菲青霉病

马尔尼菲青霉病是由马尔尼菲青霉感染所致,具有地域性,主要发生在东南亚地区,我国广西、广东等地报道较多,江西、云南、四川、重庆、北京、上海等地也有散发病例。

一、病因和发病机制

马尔尼菲青霉是青霉属中唯一具有双相性的机会致病菌,在自然环境中为菌丝相,在宿主(人或动物如竹鼠)体内为酵母相。肺通常是最早受累的器官,可能通过吸入空气中的孢子而感染,大多数患者表现为血源播散性损害。病原菌主要寄生于细胞内,机体主要靠细胞免疫清除病菌,细胞免疫缺陷极易感染发病。本病常常是 HIV 感染者发展成艾滋病的早期临床标志。

二、临床表现

马尔尼菲青霉病临床表现复杂,发病隐匿,潜伏期长短不一。任何年龄皆可发病,患者多具有免疫缺陷或免疫功能低下等基础病,常见于艾滋病患者。初发症状各不相同,根据临床表现可分为局限性和播散性感染。

(一)局限性马尔尼菲青霉病

局限性感染的原发病灶与入侵门户有关。由于病原菌主要由呼吸道入侵,因此原发症状主要在肺,临床表现类似肺结核,极易误诊。也有局限于其他内脏如脾脏或肝脏的化脓灶感染或皮肤及口腔黏膜的局限性感染。全身症状轻微,往往靠从病灶处分离鉴定出真菌而确诊。

(二)播散性马尔尼菲青霉病

临床表现复杂且无特征性,主要决定于受累系统、脏器及病变程度。一些患者有首发症状,一些则无,易造成误诊、漏诊。主要表现:①常有发热、畏寒,体温可达 39~40 ℃,反复发热持续时间较长。②常有肺部症状及体征如咳嗽咳痰,X 线检查可见肺部炎性阴影,伴发胸膜炎者有胸痛。③肝、脾、淋巴结常肿大,并有显著贫血和白细胞计数增多,青年人尤其是儿童脾大明显,贫血亦更显著。④常见多发性结节、脓肿,主要是皮下组织和深部组织的结节和脓肿。⑤皮肤损害也是进行性播散性马尔尼菲青霉病的特征,可为丘疹、结节或脓肿。皮损为与传染性软疣相似的脐凹样改变,中央坏死结痂,具有一定特征性。偶有瘙痒,抓破后结痂,痂下有或无脓液。皮损可形成瘢痕而愈合,但此愈彼起,迁延不断。⑥少数病例有骨及关节损害。未经治疗的播散性马尔尼菲青霉病死亡率可高达 50%。

三、诊断和鉴别诊断

(一)诊断

诊断主要依据临床和真菌学检查两个方面,分离出马尔尼菲青霉是诊断的金标准。

1.临床特征

临床特征具有消瘦、乏力、咳嗽、咳痰、咯血、多发性脓肿、皮疹,伴发浅表淋巴结肿大、贫血或白细胞计数增多,肺部的浸润性炎症、肝大、脾大等要考虑本病。

2.真菌学检查

取患者皮疹刮片、溃疡分泌物、脓液涂片、骨髓及血液涂片等,瑞特染色直接镜检见圆形、椭圆形和腊肠形的酵母样孢子,25 ℃沙堡弱培养基培养可见产生红色色素的绒毛状真菌生长。

3.病理学诊断

病变组织切片 HE、PAS 染色可见巨噬细胞内外大量散在或成堆的、桑葚状或葡萄状排列的酵母样孢子。

4.其他检查

骨髓涂片可见巨噬细胞内外有分隔的腊肠样酵母细胞;提取 DNA,经真菌通用引物做 PCR 后将产物做分子测序鉴定;透射电镜观察发现酵母细胞有特征性的横隔,具有重要意义。

(二)鉴别诊断

1.结核病

马尔尼菲青霉感染者没有典型的结核结节,无干酪样坏死,特殊染色找不到抗酸杆菌。

2.组织胞浆菌病

两者病变特点均为大量组织细胞浸润,伴有坏死;且从形态学看两种真菌均在不同的温度下有双相性,并可在巨噬细胞胞质内增生,大小相仿,但马尔尼菲青霉的酵母样细胞大小差别很大,可有长杆状的细胞,中间有横的分隔,表明为裂殖。而组织胞浆菌为出芽生殖,可见分枝状的芽孢,与母体相连的地方变细。真菌培养容易鉴别。

3.利什曼病

病原体为利什曼原虫,在感染宿主(人或动物)的巨噬细胞内可见无鞭毛体及动基体。在我国好发于长江以北及新疆等地。

四、预防和治疗

早发现、早诊断、早治疗、足剂量、足疗程是马尔尼菲青霉病的治疗原则。抗真菌药物两性霉素 B、伊曲康唑、氟康唑、伏立康唑有效,必要时做药敏试验,可联合使用两种以上的抗真菌药,用药至连续 3 次真菌镜检及培养阴性。治疗期间应监测患者肝功。较大体表脓肿需切开引流,但必须是在系统使用抗真菌药物治疗的前提下进行,以免引起真菌扩散。

第十二节 足 菌 肿

足菌肿是由不同种类的真菌或放线菌通过伤口植入引起的皮下组织和骨骼感染,最常见于非洲、中美洲和南美洲一些干旱的热带及亚热带地区,在印度及亚洲也有流行,其他地方为散发。

一、病因和发病机制

有 20 余种真菌和放线菌与足菌肿有关。从土壤或植物及腐败植物中分离出来。约有 6 种真菌是真菌性足菌肿的常见致病菌,5 种需氧性放线菌是放线菌性足菌肿的常见致病菌。引起足菌肿的主要致病菌因世界各地区而异。足菌肿大多发生在户外活动或农牧业劳动者,接触土壤、植物刺伤后致病菌从环境植入伤口。病灶位于皮下组织和骨骼,导致骨髓炎,形成相互贯通的窦道。足菌肿的特点是微生物形成丝状颗粒团,被中性粒细胞包围形成脓肿及颗粒,经窦道排出到皮肤表面。

二、临床表现

足菌肿最常见于足部(70%以上),其次是手部(约 10%)以及与土壤或腐生物相接触的身体其他部位,如肩背部、颈部和头后部,尤其是搬运被土壤污染的木材或货物者。

本病虽致病菌不一,但临床表现相似。外伤后数月出现小的、坚实的无痛性皮下结节。病灶处色素减退或色素沉着且伴皮肤肿胀,有单个或多个窦道向皮肤外排出含有特征性颗粒的脓液。新旧窦道交替出现和愈合,感染向邻近组织扩散累及骨骼,最终可影响到局部关节的运动。大多无明显疼痛,约 20%病例因疼痛而就诊。放射学检查常见局灶性骨质破坏伴空洞形成。真菌性足菌肿一般较放线菌性足菌肿进展慢、破坏性小、病变趋于局限性。放线菌性足菌肿皮损边界不清,与周围组织融合,进展较迅速,累及骨骼早且较广泛。

三、诊断和鉴别诊断

足菌肿特征性表现是窦道中含有放线菌或真菌菌丝形成的颗粒,据此与着色真菌病、皮肤结核以及其他疾病相鉴别。如身体其他部位受累且查不到颗粒时则难以诊断。用注射器穿刺柔软而未溃烂的结节,或用解剖针通过吸取窦道中流出的分泌物可检测到颗粒。若无脓液应切取小块组织,用70%乙醇洗涤颗粒后用生理盐水冲洗,再接种培养。肉眼观察颗粒可提供病原菌线索,但最终依靠培养及分子鉴定。

镜检:放线菌性颗粒为非常细的菌丝(直径<1 μm),真菌性的颗粒含有短菌丝(直径2~4 μm),可有色素。

培养:将颗粒(或分泌物或组织块)接种到琼脂平板上,在25~30 ℃和37 ℃孵育。最常用葡萄糖蛋白胨琼脂,不加抗生素而加放线菌酮以分离放线菌,选择性培养基中还包括脑-心浸汁或血琼脂;加抗生素而不加放线菌酮以分离真菌。放线菌生长缓慢应持续培养6周。如果培养阴性,可在蜡块组织切片中,利用显微镜下激光切割收集颗粒,提取DNA,用细菌和真菌的通用引物做PCR,产物测序鉴定菌种。

四、预防和治疗

(一)预防

防止外伤及伤后及时消毒抗感染非常重要。足菌肿若累及头颅和胸壁可致命,而累及肢体者主要是致畸和致残。

(二)治疗

放线菌性足菌肿的治疗常联用两种药物,如复方磺胺甲噁唑加利福平。磺胺类药物或砜类可以代替复方磺胺甲噁唑,也可应用链霉素、青霉素、庆大霉素、阿米卡星,平均疗程约为9个月,直到疼痛和肿胀消失,分泌物和颗粒排出停止、窦道闭合;再继续维持治疗(可用阿莫西林和复方磺胺甲噁唑)相同时间确保疗效。对真菌性足菌肿可用酮康唑、氟康唑、伊曲康唑、特比萘芬、伏立康唑、两性霉素B,但疗效差异较大,效果不理想者应手术治疗,必要时截肢。

第七章 动物性皮肤病的诊治

第一节　毛　虫　皮　炎

毛虫皮炎是由于某些毛虫的毒毛刺入人体皮肤而引起的皮肤炎症反应。常见的毛虫有桑毛虫、刺毛虫及松毛虫等,它们引起的疾病,分别称为桑毛虫皮炎、刺毛虫皮炎和松毛虫皮炎。

一、诊断要点

(1)好发于夏秋季,6~10月份为多。

(2)有接触毛虫的历史或有流行史,如毒毛随风飘扬,侵袭人体,常在同期内有多数人发病。

(3)皮肤损害:主要为米粒大至黄豆大水肿性红色斑片、斑丘疹、丘疹及风团等,有的中心可见刺痕。少数患者也可发生丘疱疹或水疱。一般呈散在分布,露出部位多见。自觉有明显的瘙痒,有的并有灼热、刺痛等。

(4)黏膜损害:可有结膜炎、角膜炎、口唇肿胀等。

(5)关节炎:松毛虫可引起关节炎,关节红、肿、热、痛、活动受限,主要侵犯手、足、肘、膝、踝等关节。

(6)查找毒毛:用透明胶布贴取皮损处,在显微镜下可找到毒毛。

二、治疗

(一)除去毒毛

用胶布反复多次粘贴患处,尽量除去毒毛。

(二)局部治疗

炉甘石洗剂或皮质类固醇激素霜剂外搽,如红肿明显者,可予湿敷治疗。

(三)全身治疗

皮损广泛者可予以下药物:①马来酸氯苯那敏,每次 4～8 mg,3 次/天,口服;或每次 10 mg,2～3 次/天,肌内注射;②苯海拉明,每次 25 mg,3 次/天,口服;或每次 20 mg,2～3 次/天,肌内注射;③赛庚定,每次 2～4 mg,3 次/天,口服;④酮替芬,每次 1 mg,1 次/天,口服。全身症状严重者给予类固醇皮质激素,如泼尼松每日 30 mg,内服或氢化可的松 100～200 mg/d,静脉滴注;对关节炎可用吲哚美辛 25 mg,3 次/天,口服。

第二节 虱 病

虱病是虱叮咬皮肤所致的皮肤病,又称虱咬症。虱不仅可以引起皮肤损害,而且可以传播斑疹伤寒、回归热、战壕热等传染病。

一、病因和发病机制

本病的病原虫是虱,种类很多,如人虱、牛虱、猪虱、鸡虱和鸭虱等,虱是终生不离开宿主的体外寄生虫,发育过程分为卵、稚虫(又称若虫)、成虫 3 个时期。人虱由于寄生部位的不同及形态、习性的差异,分为头虱、体虱和阴虱,分别寄生在人的头发、内衣和阴毛上,均以刺器刺入皮肤吸吮血液维持生存,多见于个人卫生不良者。虱在人群中通过直接接触或通过梳篦、头巾、帽子、衣服、被褥间接传播。阴虱主要通过性接触传播。人虱适宜的温度是 29～30 ℃,当人体温度升高、出汗或人体死亡温度下降时,虱即会离开而另寻新宿主。

二、临床表现

虱叮咬后引起的症状因人而异,一般均有轻重不等的瘙痒和皮疹。按病原虫的不同,可分 3 种类型。

(一)头虱病

头虱寄生于头发部位,尤其是耳后发际和枕后部,藏于发中或附于发干上,常能见到针头大小、白色的虱卵黏在头发上。少数可以寄生在睫毛、胡须上,多见于卫生条件差的儿童和妇女。虱叮咬可出现丘疹、皮下出血伴瘙痒,常因搔抓引起头皮抓痕、渗液、血痂或继发感染,形成疖或脓肿,局部淋巴结肿大。严重者头屑、血痂、渗液、尘埃与头发黏在一起,有腥臭味,日久使头发失去光泽,毛发脱落或形成瘢痕。

(二)体虱病

体虱较头虱大,淡灰色,通常隐蔽于贴身的内衣上,多见于裤裆、被褥缝和皱褶处。常在肩胛、腰部、臀部等处有体虱叮咬引起的红斑、丘疹及风团,中央有一出血点。常因搔抓在皮肤上出现线状抓痕、血痂或继发感染。日久皮肤苔藓化或留有色素沉着斑,患者常因剧痒而影响休息,多见于冬季。

(三)阴虱病

阴虱体小,寄生于外阴和肛周的体毛上,偶可侵犯眉毛或睫毛。阴虱由于活动范围小,紧伏于皮面或牢牢附着于阴毛上不动,叮咬皮肤引起剧痒,出现红斑或丘疹,经搔抓可出现表皮剥脱、抓痕、血痂或毛囊炎及继发损害。有的患者可出现青斑,常持续存在数月。阴虱主要通过性接触传播,夫妻常同患此病。

三、诊断和鉴别诊断

根据接触史,头发或颈、腰等部位瘙痒,皮肤上有血痂和抓痕,要考虑此病的可能。如在头发、内衣、被褥、阴毛处发现成虱或虫卵,可以确诊。虱及虱卵通常肉眼或借助放大镜即可发现。该病要和疥疮、皮肤瘙痒症、痒疹、湿疹等皮肤病相鉴别。

四、预防和治疗

(一)预防

虱病的预防主要是做好个人卫生工作,经常洗澡、换衣、理发是防治虱病的良好办法。此外,要注意避免与虱病的人直接或间接接触。

(二)治疗

治疗虱病以灭虱及灭卵为主。

发现头虱可剃除毛发,使虱无处附着。头发不便剪剃者可以外用50％百部酊或25％苯甲酸苄脂乳剂搽于头发、头皮上,用毛巾包扎,每晚1次,连用3天,第4天用温肥皂水洗头。发现体虱应及时沐浴,换下的衣物、被单可煮沸灭虫。阴虱的患者可剃除阴毛,外擦50％百部酊或25％苯甲酸苄脂乳剂灭虱。如家庭或宿舍内有其他成员患有虱病,要同时治疗。

第三节 蠕形螨病

蠕形螨病又称毛囊虫病。寄生在人体的蠕形螨有两种,即毛囊蠕形螨和脂蠕形螨。但关于其能否致病素有争论,多数学者认为其是条件致病虫,大多数健康人都可以检出本虫,只有当机体某些条件改变,使其异常增殖后可能致病。故诊断本病应慎重从事,需结合病史、体征、病原体检查,以及排除类似疾病等综合判断。

一、诊断要点

(一)分型

本病的皮损呈多形性,最常见者有如下几型。

1.痤疮型

痤疮型主要分布在前额、面颊及颏部等处。发生与毛孔一致的粟粒大到米粒大红色丘疹,散在与密集,无黑头或白头粉刺。丘疹顶端多有大头针头大小的黄白或乳白色微小脓疱,疱膜极薄,内有少量稀薄脓液,其中含有多数蠕形螨。有人强调此种与毛孔一致性的小脓疱是本病特征性的表现。

2.酒渣型

酒渣型以鼻部为中心,包括前额、面颊及颏部等处呈弥漫性潮红,散在与密集红色丘疹、脓疱,伴有鳞屑。通常无毛细血管扩张,即使有也比较轻微。病变处可查出多数毛囊虫。

3.睑缘炎型

睑缘发红,睑板腺口发生小脓疱,有黄白色分泌物,可黏住睫毛使睫毛排列方向紊乱,脓液中可查出毛囊虫。

(二)毛囊虫检查

取小脓疱的脓液,毛囊性膜状鳞屑或用刀片在丘疹表面轻轻刮取标本。不主张采用挤压的方法取皮脂检虫,否则难以判断其病原性。

(三)鉴别

蠕形螨病需与寻常痤疮、Ⅱ度酒渣鼻及细菌性睑缘炎相鉴别。

二、治疗

(一)甲硝唑

甲硝唑 0.2 g,3 次/天,口服,连用 2 周为 1 个疗程。

(二)局部治疗

(1)3%~10%硫黄软膏:每日 1~2 次外搽。

(2)2%甲硝唑霜:每日 1~2 次外搽。

(3)5%过氧化苯甲酰霜:每日 1~2 次外搽。

(4)睑缘炎的治疗:二硫化硒、氢化可的松各 0.5%软膏或 1%黄降汞软膏外用。

第四节 疥 疮

疥疮是由疥螨在人体皮肤表皮层内引起的接触传染性皮肤病。

一、病因和发病机制

疥螨又称疥虫,分为人型疥螨和动物疥螨,人的疥疮由人型疥螨通过直接接触而传染,也可通过患者使用过的衣物而间接传染。疥螨的生活周期分卵、幼虫、若虫、成虫四期。雄性成虫与雌性二期若虫交配,雄虫交配后不久即死亡。卵经 3~5 天后孵化成幼虫,再经 3~4 天变为若虫,经两次蜕皮变成成虫。疥螨成虫寄生在人体表皮角质层内,啮食角质组织并在角质层内开凿一条与体表平行迂曲的隧道。疥螨的致病作用有两种:一种是在皮肤角质层掘凿隧道所引起的机械刺激,另一种是疥螨分泌的毒素刺激皮肤发痒。

二、临床表现

疥螨常寄生于皮肤较薄而柔软的部位,如指缝及其两侧、腕屈侧、肘窝、腋窝、脐周、脐部、下腹部、生殖器、腹股沟及股上部内侧、臀部、乳房皱襞处,头面及掌跖部一般不累及,但婴幼儿例外。

皮损为针头大小的丘疹、丘疱疹或小水疱,散在性分布。在指缝处常可见到很浅很细的匍形疹,是疥螨掘的隧道,盲端有一针头大灰白色或淡红色的丘疹或水疱,雌虫常停留在此,可用针挑出,这是疥疮特有症状,具有诊断意义。

患者夜晚常有剧烈的瘙痒。皮损若经久不愈,往往发生继发性皮疹、抓痕、血痂、湿疹样变或继发脓疱疮、疖肿、蜂窝织炎、淋巴管炎。尚有部分成年男性患者,除有典型的疥疮皮疹外,在阴囊、阴茎等处可出现淡红色或红褐色、绿豆至黄豆大结节,有剧痒,称为疥疮结节。

此外,有一型特殊类型的疥疮,称为"挪威疥",是一种严重的疥疮,多发生于身体虚弱或免疫功能低下的患者。其特点是皮疹广泛、皮肤干燥、结痂、脱屑感染严重,局部淋巴结肿大,往往有特殊臭味。

三、组织病理

表皮棘层不规则增生肥厚,有较多的海绵状水肿及炎症细胞渗出,形成表皮内水疱。在角质层或棘层上部可见隧道内虫体或虫卵。真皮上层血管扩张,有炎症细胞浸润。

四、诊断和鉴别诊断

根据传染病接触史和好发部位,尤以指间有丘疹、丘疱疹和隧道,夜间剧痒,家中或集体单位常有同样的患者,一般不难诊断。若在隧道盲端挑到疥虫或虫卵即可确诊。但需与虱病、湿疹、寻常痒疹、皮肤瘙痒症、丘疹性荨麻疹相鉴别。

五、预防和治疗

(一)预防

注意个人卫生,发现患者立即隔离并及时治疗,患者穿过的衣服和使用过的被褥等要煮沸消毒。不能煮沸的用塑料袋包扎1周以上,待疥螨饿死后清洗。

(二)治疗

治疗的目的是杀虫、止痒、治疗并发症。家中或集体单位的患者要同时治疗。常用药物有以下几种。

1.外用药物

(1)常用药物有以下几种:①10％硫黄(儿童用5％)软膏、3％水杨酸软膏。②1％γ-666乳剂或软膏,注意孕妇、哺乳期及2岁以下婴儿不能应用,儿童慎用。③10％～25％苯甲酸苄酯洗剂或乳剂。④40％硫代硫酸钠溶液和4％稀盐酸溶液先涂前者2次,待干后再涂后者2次。每日早晚各1次,连用3～4天。⑤10％克罗米通乳剂或搽剂每日早晚各涂1次,连用3天。

(2)治疗程序:涂抹药物之前,最好用热水、肥皂洗澡,搽药时应从颈部以下行全身涂抹药物,皮疹集中的部位应反复涂药并加压摩擦。搽药期间不洗澡、不换衣服,第 4 天时再用热水、肥皂洗澡。及时更换衣被,并将换下衣被用水煮沸灭虫或烫洗暴晒。治疗后观察 2 周,如无新发皮疹出现,即为痊愈。如有新发皮疹,应重复治疗。

2.疥疮结节的治疗

疥疮结节的治疗如下:①焦油凝胶每晚涂搽,2～3 周;②皮损内注射糖皮质激素;③曲安奈德新霉素贴膏局部外贴;④冷冻治疗。

3.内用药物

瘙痒严重者酌情选用抗组胺药物,继发感染者加用抗生素。

第五节　蜂　蜇　伤

蜂蜇伤是指由胡蜂(亦称黄蜂或马蜂)、蜜蜂、蚁蜂、细腰蜂及丸蜂等的尾部毒刺蜇入皮肤后,注入毒素而引起的局部或全身反应。

一、病因与发病机制

蜂尾的毒刺和蜂体后数节的毒腺相通,蜂蜇人时毒刺刺入皮肤,随即将毒汁注入皮肤内。根据蜂种类的不同,其毒液的成分也不完全一样,如蜜蜂分泌的毒液有两种:一种是由大分泌腺分泌的酸性毒液,主要成分为盐酸、蚁酸、正磷酸等;另一种是由小分泌腺分泌的碱性毒液,含有神经毒。据测蜜蜂毒液中含有组胺。黄蜂的毒液毒性更强,除含有组胺外,还含有 5-羟色胺、胆碱酯酶、缓激肽、玻璃酸酶和蚁酸,故刺入皮肤后释放出的毒液可引起严重的全身变态反应。

二、临床表现

皮肤刺伤后立即有灼痒和刺痛感,不久局部红肿,发生风团和水疱,中央被蜇伤处有一瘀点,如多处被蜇伤,可产生大面积显著水肿,有剧痛。如眼周围被蜇伤使眼睑高度水肿。口唇被蜇,可出现明显的肿胀。无论被蜜蜂或黄蜂蜇伤,一般是表现局部红肿,数小时后自行消退,无全身症状。如果蜂刺留在伤口内(在红肿中心有一黑色小点),有时可引起局部化脓。严重者除有局部症状外还出现不同程度的全身症状,如头晕、恶心、呕吐等,严重者可出现休克、昏迷或者迅速死亡,有的可发生血红蛋白尿,以致急性肾衰竭。部分有过敏体质的人,即使单一蜂蜇伤,也可引起荨麻疹、水肿、哮喘或变应性休克。常于数小时内或数日后死亡。因此,遇有蜂蜇伤出现全身症状者要及早进行治疗。

三、诊断和鉴别诊断

根据有蜂蜇史,局部疼痛与明显的肿胀症状,一般不难诊断。但要与其他的虫咬皮炎鉴别。

四、预防和治疗

(一)预防

养蜂人在取蜜时或去野外林区工作时要穿长袖衣衫,戴面罩及手套、披肩,以免蜂蜇伤。教育儿童不要戏弄蜂巢,如果有人误惹了蜂群,而招致攻击,唯一的办法是用衣物保护好自己的头颈,反向逃跑或原地趴下。千万不要试图反击,否则只会招致更多的攻击。

(二)治疗

1.局部处理

(1)蜇伤后要首先检查患处有无毒刺折断留在皮内,可用镊子拔出断刺。蜜蜂蜇伤后毒刺易折断在皮内,其他蜂蜇伤一般不折断毒刺。局部外搽 $3\% \sim 10\%$ 氨水或虫咬皮炎药水,也可用 $5\% \sim 10\%$ 碳酸氢钠溶液冷湿敷减轻疼痛,或用季德胜蛇药片开水化开调成稀糊状涂于皮损处。民间用鲜马齿苋或鲜夏枯草捣烂敷在患处,有较好的消炎止痛作用。

(2)若疼痛明显,取 1% 盐酸依米丁溶液 3 mL,加 2% 利多卡因在蜇伤近端或周围皮下注射,可很快止痛消肿。

(3)如出现全身反应或明显的皮肤红肿、水疱时,可口服抗组胺药及糖皮质激素类药物,如泼尼松 30 mg 口服,或地塞米松 5 mg 肌内注射,连续数日。

2.系统治疗

有全身症状者,根据病情予以不同处理。症状轻者对症治疗或输液,10% 葡萄糖酸钙静脉注射,或口服蛇药;变态反应重者,应迅速用 0.1% 肾上腺素0.3 mL 皮下注射,必要时 10 分钟后可重复使用。易感患者应携带可注射用的肾上腺素。严重反应者,需要糖皮质激素和肾上腺素联合使用数天。发生变态反应的患者,可用毒素进行免疫脱敏治疗,以减少发生超敏反应的危险。

发生血红蛋白尿者,应用碱性药物碱化尿液,并适当补液以增大尿量,可采用 20% 甘露醇等以利尿；如有少尿或无尿表现，则应按照急性肾衰竭处理。对休克者要积极抢救；对群蜂蜇伤或伤口感染者，应加用抗菌药物。

第六节　刺 胞 皮 炎

刺胞皮炎是由刺胞动物蜇伤引起的急性皮炎，少数人可有全身反应。

一、病因与发病机制

腔肠动物门又称刺胞动物门，是海洋有毒生物的一大类群，下分为钵水母纲、水螅纲和珊瑚纲，共计 11 000 多种。除少数生活在淡水外，绝大多数生活在海洋中，能蜇人的有 100 多种，轻者可引起刺胞皮炎，重者可以有全身症状甚至死亡。腔肠动物及其他水生动物引起皮肤病的方式有以下几种。

（一）刺胞毒素的吸收

刺胞是腔肠动物特有的细胞器，位于刺细胞中，是腔肠动物赖以捕食和御敌的武器。当刺细胞受到物理、化学及生物等因素的刺激，如环境中的酸碱度、温度、湿度及渗透压的改变，盘曲的刺丝弹射出来，若穿入人的皮肤，刺胞内的毒液则经管状的刺丝注入皮内，在局部引起皮炎，毒素的吸收可致严重的全身症状或致死。全身症状包括恶寒、发热、腹痛、腹泻、恶心、呕吐、肌肉痉挛和全身游走性疼痛、呼吸困难、发绀、咳血性的泡沫样痰及休克等。

（二）机械性损伤

一些腔肠动物具有锐利的外骨骼例如珊瑚，当人体接触后引起割伤。

（三）异物刺激

腔肠动物的外骨骼及棘刺若残留在皮肤内，可引起异物肉芽肿反应，继发感染。

二、临床表现

本病好发于夏秋季节，7～9 月份为高发季节。主要发生在渔民以及贻贝养殖、潜水和游泳者，在有防鲨网的海滨浴场仅有散发患者。当裸露的肢体在水中操作时突然被蜇伤。渔民或游泳者通常能够明确指出蜇伤是由于接触了大型水母或其碎片引起的。还有很多人在被蜇时看不到异物，刺胞可通过随水滴或污泥溅落到皮肤致病,引起刺胞皮炎。

裸露的肢体在水中被蜇伤后即有触电样刺痛感,3～5分钟即感到局部刺痒、疼痛或烧灼感。继之皮肤可出现水肿性红斑、丘疹或风团样皮损,重者可呈瘀斑、水疱、大疱等表现。若被大型水母蜇伤,由于大型水母的触手很长,引起的皮疹多呈线状、条带状、鞭痕状、缠绕状或者锯齿状,数条至数十条不等,且皮疹通常较重。皮损常在2～3天后开始缓解消退,一般经2周可痊愈。因海蜇触手的形态而使皮疹多呈点状、长条状或地图状,其外观颇为特殊,故在临床上具有诊断价值。被水母蜇伤后,蜇伤部位通常会发生坏死,且愈合缓慢,遗留疤痕。

有些病程呈慢性迁徙性的患者,出现延迟皮疹,多在蜇伤数天甚至数周后被蜇部位才出现红斑、丘疱疹。另外尚有一些患者出现再发皮疹,通常在原发皮疹消退后数小时至数天后出现线状红斑,疼痛减轻但瘙痒加剧,严重的甚至可以出现溃疡。最近亦有水母蜇伤引起肉芽肿性炎症的报道。这些慢性的过程被认为是Ⅳ型变态反应、Ⅰ型变态反应,与水母抗原在皮损处持续存在,激活T淋巴细胞和巨噬细胞相关。

若全身多处蜇伤,或者被大型水母、毒性强的水母蜇伤,则会出现系统性的反应,例如血压降低、迟发性高血压、深静脉血栓伴皮肤溃疡、胸腹壁血栓性静脉炎(Mondor病)等,还可以出现畏寒、腹痛、恶心、呕吐。更严重的可出现呼吸困难、肺水肿、心律失常和肾脏衰竭等症状,国内外均有水母蜇伤致死的报告。死亡原因可以是毒素吸收的中毒反应,也可是毒素引起的变应性休克。

三、组织病理

一般表现为急性、亚急性非特异性炎症改变。

四、诊断和鉴别诊断

根据有无下海及腔肠动物的接触史,结合皮疹的特点一般不难诊断。此外,被蜇后皮肤表面残留大量的刺胞,用透明胶纸粘取或用玻片斜刮患者皮疹表面,在显微镜下看到刺胞结构,可明确诊断。

五、预防和治疗

(一)预防

海水浴场应架设严密的网具以防水母进入,水中作业者应穿防护用具,减少接触海蜇的机会。

(1)避免暴风雨后下海游泳。

(2)游泳时应遵守当地的安全警示。

(3)不要随意触摸、抓取不明软体海生物。即使是已经死亡的海蜇,只要其刺丝囊还处于湿润状态,就有可能刺伤人,漂上海滩的海蜇碎片也不能用手触摸、拾取。

(4)发现海蜇不要紧张,缓慢绕开海蜇,避免过分紧张而使躯体四肢碰到海蜇,或因紧急躲避造成涡流反而使海蜇靠近躯体。

(二)治疗

1.局部处理

当发生蜇伤时,要立刻用海水冲洗患处,不能用淡水冲洗,因为淡水能够促进刺胞毒素的释放加重蜇伤症状。用干布、干沙擦去黏附在皮肤上的触手或毒液。

冰袋可用于缓解疼痛,亦可局部用麻醉软膏、溶液及喷雾剂来缓解瘙痒及疼痛感。另可外用饱和明矾溶液、5%～10%碳酸氢钠溶液、1%氨水、炉甘石洗剂、糖皮质激素软膏等。

2.系统治疗

对皮损面积较大、全身反应严重者,及时给予抗组胺药和糖皮质激素,也可静脉注射葡萄糖酸钙。疼痛严重者,可给予哌替啶或吗啡。出现胸闷憋气、呼吸困难、血压下降、心律失常、心力衰竭、肾衰竭等严重全身症状者,应及时抢救。

第七节 皮肤猪囊虫病

皮肤猪囊虫病是由猪肉绦虫的幼虫即猪囊虫寄生于身体组织(如皮下、脑、眼等)所引起的疾病。猪是猪肉绦虫的中间宿主,人如吃了生的或未煮熟的含有囊虫的猪肉或被虫卵污染的蔬菜,即可致病。

一、诊断要点

(1)患者有进食生蔬菜或未煮熟猪肉史。

(2)皮损多见于躯干、四肢皮下肌肉,为黄豆至花生米大小的圆形或椭圆形结节,较硬而富有弹性,不与其上皮肤粘连,表面皮色正常,无疼痛及压痛。数目不定,可1～2个,也可多达数十个。

(3)本病可仅发生在皮肤上,也可同时侵入其他器官,如脑、脾、肝、心或肺等。产生相应的临床症状。

(4)化验检查:粪便中可查到虫卵或绦虫节片。

(5)病理检查:在囊肿内可查见猪囊虫的虫体。

二、诊断与鉴别诊断

根据典型的临床表现及病理检查见猪囊虫的虫体,诊断并不难。需与以下疾病鉴别。

(一)脂肪瘤

皮下多发性脂肪瘤有时与本病类似,但脂肪瘤边缘常不规则,可有分叶,有时大小相差悬殊。病理检查可区别。

(二)多发性脂囊瘤

多发性脂囊瘤结节可呈浅黄色或皮色囊肿性小结节,绷紧患处皮肤更明显可见。结节较浅、较小,多为几毫米,大者可达 $1\sim2$ cm。必要时进行病理检查可帮助鉴别。

三、药物治疗

(一)囊内注药治疗

乙醇或 $1:1\,000$ 汞溶液,或者盐酸依米丁 $0.5\sim1.0$ mL 注入囊腔内,杀死囊虫。

(二)手术疗法

如损害数目不多,可手术切除。

(三)对肠猪肉绦虫病的治疗

氯硝柳胺 1 g 空腹口服,1 小时后再服 1 g。

第八节 丝 虫 病

丝虫病是由丝虫寄生于人体淋巴系统而引起的一种慢性传染病,通过蚊虫而传播。蚊虫是中间宿主,人是终末宿主。

一、诊断要点

(1)青壮年男性多见。

(2)病变多见于下肢、腹股沟及外阴部等处。

(3)急性期:表现为淋巴管炎、淋巴结炎,有时引起精索炎、附睾丸炎。淋巴管炎局部出现红线,由远向近端延伸。也可表现为丹毒样皮炎,常见于小腿下段内侧或踝上方,局部呈片状红肿、压痛,类似丹毒,但全身症状不及丹毒严重。患者可有发热、恶寒、头痛、关节痛及肌肉酸痛等全身症状。

(4)慢性期:主要为淋巴系统阻塞的表现,可见阴囊、阴唇或下肢淋巴肿及象皮肿,睾丸鞘膜积液、乳糜尿及丝虫肉芽肿等。

(5)化验检查:取末梢血可找到丝虫的微丝蚴,血中嗜酸性粒细胞数增高。

二、药物治疗

(1)枸橼酸乙胺嗪片:可杀灭血中的微丝蚴和成虫,成人 0.2 g,3 次/天,口服;儿童每次 4～6 mg/kg,3 次/天,口服,连服一周。

(2)急性期淋巴结炎、淋巴管炎和丹毒样损害的患者应卧床休息,抬高患肢,局部湿敷,并给予解热镇痛剂。

(3)有继发感染时,选用抗生素。

(4)对象皮肿的治疗:可用弹力绷带及物理疗法,如辐射疗法或单频疗法等。重者可手术治疗,切除部分增生的结缔组织。

(5)对鞘膜积液的治疗:可采用手术疗法。

第九节　皮肤阿米巴病

一、诊断要点

(1)患者常有阿米巴疾病史。

(2)皮肤阿米巴病好发于肛周和会阴部附近。开始可发生脓肿,并迅速形成溃疡,很快向外扩展,可形成直径数厘米甚至十几厘米的大溃疡。表面覆盖坏死组织和脓液,有恶臭味。自觉有明显疼痛,有的形成肉芽肿性损害,呈乳头样或菜花样增殖,质硬易出血,表面覆盖脓性分泌物。

(3)病程为慢性病程。

(4)从损害的脓液或溃疡基底组织中取材,找到阿米巴病原体,即可确诊。

(5)组织病理:在坏死组织中常可查见聚集成群的溶组织阿米巴,虫体呈圆形或卵圆形,直径 20～40 μm,胞质呈嗜碱性。

二、药物治疗

(一)内用药物疗法

1.甲硝唑

甲硝唑 750 mg,每日 3 次口服,对肠和皮肤阿米巴病均有效。

2.依米丁

依米丁每日 1 mg/kg,每日总量不应超过 60 mg,肌内注射,10 天为 1 个疗程。重复治疗需间隔 1 个月。常见不良反应有胃肠道症状、心肌损害及多发性神经炎等。婴儿、孕妇及心、肾功能障碍者禁用。

3.卡巴坤

卡巴坤 0.3～0.6 g/d,儿童 8 mg/(kg·d),分 3 次口服,10 日为 1 个疗程,重复治疗应间隔 10 日。

4.氯喹

氯喹前 1～2 天 1 g/d,以后 0.5 g/d,儿童每日 10 mg/kg,分 2 口服,疗程为 2～3 周。

5.四环素或红霉素

四环素或红霉素 0.5 g,4 次/天,口服。

(二)外用疗法

溃疡处可用消毒杀菌药液冲洗,保持清洁,防止继发感染。

(三)手术疗法

手术切除植皮或溃疡清创术,作为药物治疗的辅助疗法。

第十节 利什曼病

利什曼病是由利什曼原虫引起的人畜共患病,人类感染利什曼原虫可引起皮肤利什曼病、黏膜皮肤利什曼病和内脏利什曼病等一组疾病。

一、病因和发病机制

利什曼病由利什曼原虫引起。利什曼原虫是在细胞内寄生的原虫,属于鞭毛虫纲,动基体目,锥虫科。利什曼原虫有两种形态,即无鞭毛体和前鞭毛体两个时期。其中皮肤利什曼病的病原体主要是热带利什曼原虫、硕大利什曼原虫和墨西哥利什曼原虫等。热带利什曼原虫引起的皮肤利什曼病又称东方疖;黏膜皮肤利什曼病的病原体是巴西利什曼原虫,不侵犯内脏,只侵犯皮肤和黏膜;内脏利什曼病的病原体主要是杜氏利什曼原虫,既可以侵犯内脏引起内脏利什曼病,同时又可以侵犯皮肤黏膜,引起皮肤利什曼病。传播途径为节肢动物媒介白蛉的叮咬,传染源主要为患者、带虫者及病犬。

二、临床表现

(一)皮肤利什曼病

皮肤利什曼病多发生于暴露部位,易被白蛉叮咬处。临床上皮肤利什曼病可以分为局限型和弥漫型。皮肤利什曼病的主要表现为红斑或斑块、结节、色素减退斑或浅色斑、溃疡。

1.红斑或斑块

红斑或斑块常先发生于面部,后波及躯干和四肢。初为淡红色斑片,之后变为棕黄色或黄红色斑片或斑块,稍有浸润。

2.结节

结节常对称成群分布于头、面、躯干、阴囊、鼻腔、口、舌、唇缘、咽喉、食道黏膜、直肠黏膜。一般黄豆大至核桃大,淡红色至紫红色,以后可变成棕红色。结节呈半球状隆起,表面光滑柔软或带有弹性,不化脓、不破溃,常常密集融合成大的斑块,类似瘤型麻风的狮面。结节内刮取组织液,能查到利什曼原虫。

3.色素减退斑或浅色斑

色素减退斑或浅色斑为大小不等、形状不规则的、较正常皮肤颜色稍有减退的斑片,可融合,主要分布于面、颈、前臂伸侧或大腿内侧。

4.溃疡

溃疡见于东方疖。在感染后2个月或1~2年内,在面、颈、上肢等暴露部位出现一个硬币疹,数月后发展成结节,再经数月发展成数厘米大的浅溃疡,经半年至一年可自愈,留下瘢痕。

(二)黏膜皮肤利什曼病

黏膜皮肤利什曼病也称为美洲利什曼病,最常见于腿部,依次为足、前臂、头皮、臀部、肛周、肘、躯干及鼻黏膜。初发感染是在白蛉叮咬部位发生小结节,奇痒,溃破后形成浅表溃疡,边界清楚,溃疡多在 6 个月内愈合。鼻黏膜受累表现为黏膜充血,发生息肉和突起,导致鼻塞、鼻腔通气不畅,重者破溃,破坏鼻中隔和鼻旁窦。后期鼻梁塌陷,鼻部变形外观似鹦鹉嘴、骆驼鼻。

(三)内脏利什曼病

内脏利什曼病又称黑热病,潜伏期一般为 3～8 个月。最早的损害是在白蛉叮咬部位出现淡褐色丘疹或结节。单核吞噬细胞系统首先受累,肝、脾、淋巴结均受累。晚期皮肤发生斑片状色素沉着,以额、颊、口周及腹中部最明显,皮肤变黑又伴发热,故名黑热病。

黑热病起病缓慢。全身症状包括间歇性寒战、发热,体温 39～40 ℃,肝、脾、淋巴结明显肿大,粒细胞缺乏、贫血和血小板计数减少,临床表现为鼻和牙龈出血、紫癜、虚弱,患者食欲下降、消瘦、体重减轻。

三、组织病理

真皮内弥漫性淋巴细胞、中性粒细胞、浆细胞、组织细胞、多核巨细胞浸润。部分区域形成小脓肿和坏死。组织细胞可形成结核样肉芽肿。在组织细胞内可见利什曼原虫,无被膜,含有一个核和一个副核。

四、诊断和鉴别诊断

根据病史、流行区域、皮肤黏膜及内脏损害特点,依据组织液涂片或皮肤组织病理查到利什曼原虫即可确诊。该病需与麻风、皮肤结核、结节性梅毒疹、结节病、蕈样肉芽肿、鳞状细胞癌鉴别。

五、预防和治疗

(一)预防

利什曼病预防在于治疗患者,消灭白蛉,杀死动物宿主。

(二)治疗

(1)葡萄糖酸锑钠疗法,每次 6 mL 或 600 mg,肌内注射或静脉注射,每日1 次,10 次为 1 个疗程,休息 10 天后再给第 2 或第 3 个疗程。

（2）若患者对锑剂治疗有严重反应或无效，可使用喷他脒治疗，剂量为 4 mg/(kg·d)，用蒸馏水配成 4%～10% 溶液，肌内注射或加入 25% 葡萄糖液中静脉注射，每日 1 次，15～20 天为 1 个疗程。伊曲康唑对利什曼病也有效，100～200 mg，每日 2 次，常需数周。

（3）小面积皮损可采用冷冻或激光烧灼疗法，也可行手术切除。

第八章 荨麻疹与药物性皮炎的诊治

第一节 荨 麻 疹

荨麻疹是由于皮肤黏膜小血管暂时扩张和通透性增加而发生的一种局限性血管反应,临床表现为风团,常伴有剧烈瘙痒。

一、诊断要点

(一)病因

病因复杂,可由多种内、外病因引起,如药物、食物及其添加剂、感染、吸入物、昆虫叮咬、接触物、生活环境、内脏疾患、精神因素、遗传因素和物理因素等。

(二)年龄

任何年龄均可发病,多突然出现,可累及全身各部位皮肤黏膜。

(三)皮损表现

皮损特征为局限性红色或苍白色风团,大小不等,数目不定,突起突消,消退后不留痕迹,持续数分钟至数小时,很少超过 24 小时,有时一日内反复发作多次,此起彼伏。

(四)伴随症状

黏膜受累时,胃肠型表现为恶心、呕吐、腹痛、腹泻;呼吸道受累时出现胸闷、气喘、呼吸困难,严重者会出现窒息甚至危及生命。

(五)病程

病程有急性和慢性,急性者发作数日至数周消退,如反复发作,病期在 1~

2个月以上则为慢性。

(六)组织病理表现

组织病理示单纯局限性皮肤水肿、细胞浸润缺乏或不著，淋巴管扩张，小血管受压收缩。

(七)实验室检查

血嗜酸性粒细胞数增多可提示肠寄生虫可能；粒细胞数增多可见于家族性寒冷性荨麻疹或急性细菌感染；荨麻疹性血管炎有明显低补体血症，皮肤血管壁有免疫球蛋白和补体沉积；血清病性荨麻疹，红细胞沉降率正常有重要诊断价值；寒冷性荨麻疹可能是梅毒阵发性冷性血红蛋白尿表现，也可能是多发性骨髓瘤或淋巴瘤表现，需测定梅毒螺旋体，血清冷球蛋白、冷纤维蛋白原。

1.变应原试验

(1)体外试验：用单克隆变应原抗体或免疫酶变应原试剂测定患者血中变应原。

(2)体内试验：用变应原试剂做皮肤斑贴，皮肤划痕或皮内注射，查找病因。

2.被动转移试验

患者血清 IgE 或 IgG4 抗体可转移到正常人局部皮肤，间接测定机体变应原。

为寻找病因还可做运动、日光、冰块、热水、压力、食物排除等试验。

(八)特殊类型荨麻疹

1.蛋白胨性荨麻疹

蛋白胨性荨麻疹发病者过食肉类或海味，同时饮酒或情绪激动，出现皮肤充血、风团、头痛、乏力，皮损多在 1～4 小时消失，可持续 1～2 天。

2.血清病性荨麻疹

血清病性荨麻疹由异体血清、疫苗或药物引起，皮损以充血性环状风团为多见，伴发热、关节痛、淋巴结肿大，总补体降低，外周血浆细胞增多。

3.接触物性荨麻疹

接触物性荨麻疹为皮肤接触某些变应原所致，可用变应原开放斑贴于正常皮肤，15～30 分钟后发生风团即可确诊。分免疫性、非免疫性、病因不明 3 种。

(1)免疫性：属 I 型变态反应。其表现有 4 种：荨麻疹局限，无远处皮损及系统损害；荨麻疹合并血管性水肿；荨麻疹与哮喘、鼻炎、结膜炎、胃肠道或口喉功能障碍并存；荨麻疹及速发过敏。

(2)非免疫性：是由原发性变应原直接刺激肥大细胞释放组胺、慢反应物质、缓缴肽等引起，可使几乎所有接触者发病。

(3)病因不明者兼有免疫性和非免疫性表现。

4.寒冷性荨麻疹

本病有获得性或家族性两种。

(1)获得性寒冷性荨麻疹具体有以下几种。①原发性：突然发生于任何年龄，皮肤接触冷水、冷物体、冷空气后数分钟内出现风团，以暴露部位明显，半小时至 1 小时消失，严重时可有头痛、皮肤潮红、低血压、甚至昏厥。②继发性：是某些基础疾病的皮肤症状，如冷蛋白血症、冷溶血素症、巨球蛋白血症、感染、结缔组织病、恶性肿瘤等。③暂时性：发病与某些因素如药物或感染有关，呈暂时性表现。④延迟性：冰块试验于 24～48 小时呈阳性。

(2)家族性寒冷性荨麻疹为常染色体显性遗传，出生不久或早年发病，可持续终生。受冷后半小时至 4 小时发生风团，不痒，可伴烧灼感，持续数天，可同时有发热、头痛、关节痛。发作时，粒细胞计数升高。冰块试验阴性，被动转移试验阴性。

5.热性荨麻疹

热性荨麻疹有获得性和遗传性两种。

(1)获得性热性荨麻疹：皮肤受热后可在数分钟内出现孤立风团，伴瘙痒，反复发生，用 45 ℃热水试管放在皮肤上 5 分钟引发接触部位风团，持续约 1 小时，被动转移试验阴性。

(2)延迟性家族性热荨麻疹：为常染色体显性遗传，风团在受热后 1～2 小时发生，边缘锐利，于 4～6 小时最明显，持续 12～24 小时，被动转移试验阴性。

6.胆碱能性荨麻疹

胆碱能性荨麻疹在热运动、精神紧张、食辛辣饮食、出汗时发作；风团直径1～3 mm，周围明显红晕，有时仅见红晕或无红晕细小风团；除掌跖及腋下外，其他部位均可发疹。皮内注射拟副交感神经药 1∶5 000 乙酰胆碱产生典型风团及周围卫星状小风团可确诊，或患者剧烈运动或足浸入热水中至出汗时可诱发，被动转移试验阴性。

7.日光性荨麻疹

皮肤暴露于日光数分钟后出现风团，数分钟至数小时消退。暴露部位发疹，但长波紫外线或可见光可透过较薄衣服，敏感者衣服遮盖部位亦发疹。光试验为重要诊断依据，在短时间光暴露后，照射部位出现风团、红斑。

8.水源性荨麻疹

接触自来水、蒸馏水、汗液后,毛囊周围出现细小风团,剧痒,掌跖常不受累;饮水无反应;与温度无关;乙酰胆碱与被动转移试验阴性。

9.荨麻疹性血管炎

荨麻疹性血管炎为反复发作风团,持续 24 小时以上,消退后留有紫癜、鳞屑或色素沉着,有明显烧灼感或疼痛,瘙痒轻微;伴发热、关节痛、关节炎、腹部不适、淋巴结肿大等系统性疾病表现;血沉快、血清总补体或 C2、C3、C4 不同程度降低。

玻片压诊试验:用载玻片压于风团上,原有大片红斑消退,中央紫癜不退,可与慢性荨麻疹鉴别。

10.色素性荨麻疹

色素性荨麻疹常见于儿童,多发于出生后至 9 个月,成人亦可发病。皮损为小的,边界不清的棕红色类圆形斑、斑丘疹,皮损处摩擦或划痕即呈红色,有风团出现 Darier 征;成人此征可阴性。可有丘疹、斑块、结节、大疱等,伴微痒或无自觉症状,疏散对称分布,常见躯干部,其他部位亦可受累,偶见口腔及其他黏膜损害。成人皮损多且融合,儿童病程多自限性,成人则很少消退,但呈良性,极少数恶变。

11.自身免疫性慢性荨麻疹

瘙痒性风团每天发作,常规抗组胺治疗不起效,血中可检出抗甲状腺自身抗体或其他方面免疫紊乱;甲状腺刺激素或抗过氧化酶抗体检测是最敏感或特异的筛选方法;被动转移试验阳性,有抗 FcεRI 自身抗体、抗 IgE 自身抗体。

12.自身免疫性黄体酮性荨麻疹

风团发生在月经前期或中期,注射黄体酮可诱发或加重风团,黄体酮皮试阳性,抑制排卵如口服避孕药可预防发病,被动转移试验阳性。

13.肾上腺素能性荨麻疹

肾上腺素能性荨麻疹是一种罕见的、精神应激诱发的荨麻疹,发生于易感个体情绪应激后;风团小,周围呈苍白晕;皮内注射儿茶酚胺(肾上腺素或去甲肾上腺素)可诱发典型皮损。

14.遗传性家族性荨麻疹综合征

遗传性家族性荨麻疹综合征由遗传因素所致,家族内发病,表现为荨麻疹(胆碱能性荨麻疹或血管性水肿);常伴发肢痛、不适、发热、粒细胞数增多、淀粉样变、肾病、弓形足、吸收不良、血沉加快。

（九）鉴别

本病需与丘疹性荨麻疹鉴别，某些皮肤病如感染性疾病、结缔组织病、恶性肿瘤、内分泌疾病、肝肾病、某些综合征可伴发荨麻疹。

二、治疗

治疗原则：本病的根治性治疗是查找并去除病因。但荨麻疹的病因，尤其慢性者则难以发现，如病因不能排除应避免诱发因素的刺激，药物治疗也常能控制或治愈荨麻疹。

（一）一般治疗

（1）查找病因，详细询问病史，协助患者从药物、饮食、生活环境、全身状况等方面分析、查找并去除病因。

（2）避免辛辣刺激性食物，保持大便通畅，慎用青霉素类药物及血清制品。

（3）应特别注意胃肠道障碍、肠寄生虫病、内分泌障碍以及慢性感染病灶及内科疾患，并给予相应治疗。

（二）药物治疗

抗组胺药物是本病的主要治疗药物。

1.H_1受体拮抗剂

H_1受体拮抗剂应作为本病的首选药物。本药竞争性地与靶细胞的H_1受体结合，使组胺无受体、失去作用。此类药物还有抗其他炎性介质及抑制血管渗出作用。全世界共有 90 余种，每种药都有其特点，且品种还在不断增加中，现在国际上常用的 H_1受体拮抗剂有 30 余种。

（1）苯海拉明：口服每次 25 mg，3 次/天；儿童 2～4 mg/(kg·d)，分 3～4 次口服；肌内注射每次 20～40 mg，极量每次 100 mg、每天 300 mg。常见头晕、嗜睡、口干、恶心、倦乏等不良反应，偶见皮疹和粒细胞数减少。高空作业及驾驶者禁用，乳母和新生儿禁用，不可皮下注射。

（2）马来酸氯苯那敏：口服每次 4 mg，1～3 次/天，肌内注射每次 10 mg，1 次/天；小儿 0.35 mg/(kg·d)，分 3～4 次服用。嗜睡等不良反应仅为苯海拉明的 1/10～1/3；可诱发癫痫，小儿过量会出现幻觉、不安、语无伦次，用水合氯醛处理后可恢复。高空作业及驾驶者禁用；癫痫患者、新生儿、早产儿、乳母、明显前列腺肥大、幽门十二指肠梗阻者均禁用。

（3）苯茚胺：口服每次 25～50 mg，3 次/天，温水吞服。本药略有兴奋作用，服后无嗜睡,可有头晕、口干、失眠、食欲不振、恶心、胃肠不适、尿潴留、黏膜刺激等不良反应,长期用可有贫血。高空作业及驾驶者慎用,服药应避免粘于黏膜上及饮酒。

(4)异丙嗪:口服每次 12.5～25 mg,1～3 次/天,儿童每次 0.5～1.0 mg/kg;肌内注射、静脉滴注每次 25～50 mg。有口干、恶心、嗜睡、直立性低血压、胃肠不适等不良反应,偶见精神兴奋、肌内注射部疼痛。高空作业及驾驶者禁用,肝、肾、肺功能不全者禁用。

(5)赛庚啶:口服每次 2～4 mg,3 次/天。儿童 0.15～0.25 mg/(kg·d),分 3 次服。可有嗜睡、口干、乏力、头昏等不良反应,超过每天 20 mg 用量可发生精神错乱和共济失调。青光眼、消化道溃疡、尿潴留、幽门梗阻等禁用;早产儿及新生儿禁用、高空作用及驾驶者慎用。

(6)曲吡那敏:口服每次 25 mg,3～4 次/天,儿童 5 mg/(kg·d),分 4～6 次饭后服用,皮下注射、肌内注射、静脉滴注每次 25 mg,2 次/天,静脉滴注用生理盐水 200 mL 稀释溶解,缓慢滴入。可见眩晕、口干、头痛、恶心、腹泻、肌震颤、感觉异常、瞳孔放大、皮疹、气喘、咳嗽等不良反应,嗜睡较少,偶见粒细胞数减少,局部用可引起皮炎。高空作业及驾驶者禁用,孕妇及乳母禁用,片剂服用时勿咬碎。

(7)苯噻啶:口服每次 0.5～1 mg,1～3 次/天。青光眼、前列腺肥大及孕妇禁用,高空作业及驾驶者慎用。

(8)安他唑啉:口服每次 100 mg,3～4 次/天,儿童每次 50 mg,1 次/天。偶见嗜睡、疲乏、恶心、呕吐、粒细胞数减少及其他变态反应。心力衰竭者慎用,高空作业及驾驶者禁用,有过敏症状时立即停用。

(9)美比拉敏:口服每次 25～50 mg,3 次/天。有轻度头昏、嗜睡等不良反应。

(10)氯吡拉敏:口服每次 25～50 mg,3 次/天,不良反应轻微,基本无嗜睡作用。

(11)羟嗪:口服每次 25～50 mg,3 次/天,儿童 6 岁以上每次 0.5～0.8 mg/kg。有嗜睡、头昏、口干等不良反应。孕妇和婴儿禁用,6 岁以下儿童慎用。

(12)去氯羟嗪:口服每次 25～50 mg,3 次/天,肌内注射每次 50 mg。不良反应近似马来酸氯苯那敏;有致畸作用,无明显禁忌证。

(13)桂利嗪:口服每次 25～50 mg,3 次/天,饭后服用,静脉注射每次 20～40 mg,缓慢注入。偶有胃肠功能障碍、嗜睡、皮疹等不良反应,静脉注射可使血压下降。颅内出血、脑梗死急性患者禁用,孕妇慎用。

(14)曲普利啶:口服,成人每次 2.5～5 mg,2 次/天,总量不超过 10 mg/d,6 岁以上儿童为成人 1/2 量,2～6 岁为成人 1/3 量,2 岁以下 0.05 mg/kg,2 次/天。除个别患者有特异性变态反应外,偶有恶心、倦乏等不良反应,对本品过敏者禁用。

(15)阿伐斯汀:口服,成人及 12 岁以上儿童每次 8 mg,1～3 次/天。偶见皮疹及嗜睡等不良反应。对本品过敏者及 12 岁以下儿童禁用。

(16)酮替芬:口服每次 1 mg,2 次/天,儿童 0.02～0.04 mg/(kg·d),分 2 次服。可有嗜睡、口干、轻微头晕等不良反应,严重者可减半量,少数糖尿病患者血小板计数减少,停药恢复。高空作业及驾驶者禁用,孕妇及服降血糖药者禁用。

(17)特非那定:口服,成人及 12 岁以上儿童每次 60 mg,2 次/天,6～12 岁儿童 30 mg 每次,2 次/天,3～5 岁儿童每次 15 mg 或每次 1 mg/kg,2 次/天,一般耐受良好,偶见嗜睡、头晕、口干及轻度胃肠不适等不良反应,大剂量时对心脏有毒性。有心脏病及对本品过敏者禁用,孕妇、乳母慎用,用药时应观察心脏不良影响,一旦出现立即停药。

(18)非索那定:有特非那定的药效特征,而无特非那定对心脏的不良反应。主要用于慢性荨麻疹,尤其是慢性特发性荨麻疹。用法同特非那定。偶见头痛、多汗、口干、轻度胃肠不适等不良反应。对本品过敏者禁用;孕妇及乳母慎用,勿与酮康唑、伊曲康唑、红霉素同服,以避免肝脏损害。

(19)氯雷他定:口服,成人及 12 岁以上儿童每次 10 mg,1 次/天;2～12 岁儿童或体重＞30 kg 者每次 10 mg,1 次/天,体重≤30 kg 者,每次 5 mg,1 次/天。无明显毒副作用,偶见荨麻疹、血管性水肿、罕见乏力、头痛、口干等不良反应。服药后体重增加较阿司咪唑低。2 岁以下儿童、孕妇及乳母慎用。

(20)西替利嗪:口服,成人与 12 岁以上儿童每次 10～20 mg,1 次/天;肾功能不全者 5 mg/d。可有轻度镇静作用和困倦、乏力等不良反应,偶见轻度口干、头痛、激动等。孕妇及乳母禁用,12 岁以下儿童慎用。

(21)美喹他嗪:口服每次 5 mg,1～2 次/天,儿童 0.25 mg/(kg·d)。不良反应较少,但口干较其他二代抗组胺药明显,对中枢抑制作用也较强,可见困倦、恶心、呕吐,增加剂量不改变药效,但可能增加阿托品样不良反应,如一过性视觉障碍。禁与单胺氧化酶抑制剂合用。

(22)氯马斯汀:比马来酸氯苯那敏强 10 倍,明显止痒作用,对中枢抑制作用轻,30 分钟起效,用于急慢性荨麻疹。用法:口服 1.34 mg 或每次 2 mg,2 次/天,肌内注射 2~4 mg/d。偶见轻度恶心、呕吐、食欲不振、嗜睡等不良反应。孕妇乳母慎用;需保持高警觉者慎用。

(23)氯䓬斯汀:口服每次 1~2 mg,2 次/天,随年龄及症状适当增减剂量。可见嗜睡、手足麻木、口干、食欲不振、腹泻、便秘、皮疹、转氨酶升高等不良反应。对本品过敏者禁用,需保持高警觉者禁用,孕妇和儿童慎用。

(24)咪唑斯汀:口服,成人及 12 岁以上儿童每次 10 mg,1 次/天。偶见头痛、乏力、口干等不良反应。对本品过敏者禁用,孕妇或乳母慎用。

2.H_2受体拮抗剂

H_2受体拮抗剂主要是抑制组胺对 H_2受体的作用,有抑制胃液分泌,增强细胞免疫功能等作用。此类药与 H_1受体拮抗剂联合使用对急性荨麻疹及其他各型荨麻疹的疗效比单独使用 H_1受体拮抗剂好。

(1)西咪替丁:口服每次 200~300 mg,3 次/天,儿童 20~25 mg/(kg·d),静脉滴注每次 400 mg,每日 1~2 次。偶见头痛、头晕、嗜睡、腹泻、肌痛、出汗等不良反应,长期大量用可致男性乳房发育、阳痿、精子减少、女性溢乳、皮肤干燥、皮疹等不良反应,停药后可恢复,静脉注射偶见血压下降,心脏骤停。乳母及小儿禁用,肝肾功能不全者慎用,慢性萎缩性胃炎不宜使用。

(2)雷尼替丁:口服每次 150 mg,2 次/天,静脉注射或静脉滴注每次 50 mg,肌内注射每次 50 mg,偶见头晕、嗜睡、便秘、腹泻等不良反应,注射后少数患者出现恶心、出汗、面部烧灼感,孕妇、乳母、婴儿、8 岁以下儿童及对本品过敏者禁用,青光眼患者禁用,肝功能不良或严重肾衰竭者慎用。

(3)法莫替丁:口服每次 20 mg,2 次/天,早、晚餐后或睡前服,静脉注射或静脉滴注,每次 20 mg,2 次/天。可有头晕、头痛、便秘、腹泻、口渴、恶心、呕吐、皮疹、粒细胞数减少、肝功能异常等不良反应。肝肾病患者、孕妇、乳母及小儿慎用。

3.抗 5-羟色胺药

(1)苯噻啶:口服每次 0.5~1 mg,1~3 次/天;为减轻嗜睡作用,第 1~3 天,每晚服 0.5 mg;第 4~6 天,中午、晚上各服 0.5 mg;第 7 天,早、中、晚各服 0.5 mg,可连服半年,毒性小。常见头晕、口干、食欲增加、嗜睡等不良反应。长期使用应注意血象。青光眼、前列腺肥大及孕妇慎用,高空作业及驾驶者慎用。

(2)利血平:口服每次 0.125~0.25 mg,3 次/天,可有鼻塞、乏力、嗜睡等不良反应,活动性溃疡病及精神抑郁症者禁用。

4.钙剂及硫代硫酸钠

(1)葡萄糖酸钙:口服,成人每次 1~2 g,小儿每次 0.5~1 g,3 次/天,静脉注射,10%溶液 10～20 mL,小儿 5～10 mL 加等量 10%葡萄糖液稀释,缓慢注射,每分钟不超过 2 mL。静脉注射时有全身发热感,注射太快或过量时,可引起心脏骤停。对血管壁有刺激,少数人出现软组织钙化,并发前臂骨筋膜室综合征、一过性失声及变应性休克等不良反应。应用强心苷时或停药 7 天内禁用;有心脏病者慎用,与本品性质相同的有 5%氯化钙液,5%溴化钙液、糖钙片、碳酸钙、乳酸钙、果糖酸钙等钙剂。

(2)硫代硫酸钠:静脉注射 0.32～0.65 g/d,临用时配成 10%溶液缓慢注射,10～40 天为 1 个疗程。可有头晕、乏力、恶心、呕吐等不良反应。静脉注射过快可引起血压下降。

(3)糖皮质激素:一般剂量,泼尼松 30～50 mg/d 或地塞米松 2.25～4.5 mg/d,分次口服,氢化可的松 150～200 mg/d,静脉滴注;重症者如高热,有消化道及呼吸道症状、低血压、休克等,可用氢化可的松 200～400 mg/d 或地塞米松 10～20 mg/d,静脉注射。危重者剂量可酌加,病情一旦控制,即应减量,渐停用。由于慢性荨麻疹长期反复发作,病因不易查找,多不伴全身症状,故不宜用类固醇皮质激素,除非其他药物不能控制病情时才选用。

5.维生素类药物

(1)维生素 C:口服,每次 0.1～0.3 g,3 次/天;每次静脉滴注 1～3 g,溶于 5%～10%葡萄糖液中滴注。大量(1～4 g/d)口服可有恶心、呕吐、腹泻等不良反应;大剂量静脉注射(75 g/d)可致血栓形成及溶血;乳儿大剂量可出现疲乏、脉缓、血小板计数增多、消化不良。孕妇不宜大量应用,忌与维生素 B_{12}、氧化剂及碱性药物配伍。

(2)维生素 P:口服每次 20～40 mg,3 次/天。

(3)维生素 K_4:口服每次 4 mg,2～3 次/天。

(4)维生素 E:口服每次 50～100 mg,3 次/天或 600～1200 mg/d,分 3 次服。长期大剂量服用可出现恶心、免疫力低下、血栓、肺栓、月经量异常及诱发乳腺癌等不良反应。

6.拟交感神经用药

(1)肾上腺素:皮下注射或肌内注射,成人每次 0.3～1 mg(常用每次 0.5 mg),小儿每次 0.02～0.03 mg,30～60 分钟后可重复注射。心室内注射每次0.25～1 mg。急救时,0.1～0.5 mg 用 10 倍生理盐水稀释,缓慢静脉注射。如疗效不好,可改用 4～8 mg 溶于 5%葡萄糖液 500～1 000 mL 中静脉滴注。常见心悸、头痛、头昏、失眠、震颤及心动过速等不良反应。大剂量及静脉滴注过快可致血压骤升、心律失常。心脏病、高血压、糖尿病、甲亢、外伤出血性休克者禁用。

（2）异丙肾上腺素：舌下含服，成人每次 10～20 mg，3 次/天；5 岁以上儿童 2.5～10 mg，2～3 次/天，每次间隔不少于 3 小时，气雾吸入，成人用 0.5％气雾剂，1～2 喷/次，3～4 次/天。

（3）氨茶碱：口服每次 0.1～0.2 g，3 次/天；静脉滴注，0.25 g 加入 10％葡萄糖液 250 mL 中，可有恶心、呕吐、失眠、心率增快等不良反应，静脉给药太快或浓度太高可引起心动过速、心律失常、血压骤降、死亡。低血压、休克、急性心肌梗死者禁用；孕妇慎用。

7. 抗纤维蛋白溶酶药

（1）氨基己酸：口服 8～18 g，分 3 次服；10 岁以下儿童每次 80～120 mg/kg。可有胃肠道反应、低血压、鼻塞、结膜充血、皮疹等不良反应。孕妇禁用，血栓性血管病者慎用，肾功能损伤（血尿）禁用。

（2）对羧基苄胺：口服每次 0.25～0.5 g，3 次/天。本品毒性低，不良反应小。但用药过量可形成血栓，诱发心肌梗死。

（3）氯喹：口服 0.25～0.5 g/d，分 2～3 次服，开始小量，逐渐加量，4～6 周为 1 个疗程，维持量 0.25 g。不良反应少，偶有恶心、头晕、耳鸣、紫癜、皮肤瘙痒等不良反应。长期大量用可致角膜炎、视网膜损害，表现视物模糊、视野缩小。精神病、血液病、孕妇、育龄妇女、肝功不全者禁用；粒细胞数减少至 4×10^9/L 以下应停药，用药中密切注意眼损害，一旦发生立即停药。

（4）抑肽酶：静脉滴注每次 100 000 U，每两天 1 次。剂量过大时偶见局部血栓性静脉炎，变态反应时立即停药。

（5）双嘧达莫：口服每次 50 mg，3 次/天，可有上腹不适、恶心，饭后服用可减轻此反应，偶有皮疹、低血压等不良反应。急性心肌梗死者慎用。

（6）普鲁卡因：静脉注射，0.25％普鲁卡因生理盐水或葡萄糖液 2～20 mL，第 1 次 2 mL，逐渐增至每次 20 mL，1 次/天，缓慢注射，10 次为 1 个疗程；静脉滴注，0.25％普鲁卡因生理盐水 500 mL 或 4～8 mg/(kg·d)，加入 5％葡萄糖液 500 mL 中，可酌加维生素 C 1～3 g，1 次/1～3 天，缓慢静脉滴注，10 次为 1 个疗程。用量过大或浓溶液快速注入血管时可出现头晕、寒战、恶心、出汗、脉速、血压下降、谵妄、兴奋、惊厥、呼吸困难、皮疹等变态反应或中毒反应。对本品过敏者禁用，肝病及肝功能不全者禁用，感染及心内膜炎、心肌炎禁用，甲亢、重症肌无力者禁用。用前须做过敏试验（0.25％溶液，0.1 mL 皮内注射。）

（7）卡介菌多糖核酸注射液：肌内注射每次 0.5～1.0 mg，每两天 1 次，3～

6 周为 1 个疗程。两岁以下儿童用量减半。急性感染发热期患者、对卡介菌过敏者慎用。

8.非甾体抗炎药

(1)吲哚美辛：儿童 0.5～1 mg/(kg·d)。常有上腹不适,恶心、腹泻、胃溃疡、胃肠出血等不良反应,中枢症状也较多,如头痛、眩晕、幻觉,还可有肝功损害,造血系统障碍。小儿、孕妇、乳母、溃疡病、精神病、癫痫、震颤性麻痹及本品过敏者禁用。

(2)秋水仙碱：口服每次 0.5 mg,1～2 次/天。有恶心、呕吐、腹痛、腹泻等不良反应,长期服用有手脚疼痛、发热、出血、骨髓抑制、肝脏损害等。老年体弱者,伴有心、肝、肾、胃肠病患者慎用。乙醇、儿茶酚胺、化疗制剂、利尿剂、左旋多巴、乙胺丁醇不宜与本品合用。

(3)环孢素：口服,5 mg/(kg·d);静脉注射,仅限于不能口服者,剂量同前。肾毒性为最严重的毒副作用。可发生高血压、肝毒性、多毛症、乏力、精神紊乱、胃肠功能障碍,齿龈增生等不良反应。1 岁以下儿童禁用,孕妇慎用,与其他免疫抑制剂和多种影响肝酶活性的药物合用可增加其毒性。

9.雄激素

(1)达那唑：口服每次 200 mg,3 次/天,6～12 周后逐日下降 100～200 mg,直至控制症状。可有体重增加、男性化现象。此外,有胃肠不适,皮肤发红、肌肉痉挛性疼痛等不良反应。孕妇、乳母、肝肾功能不全者禁用,周期性偏头痛及癫痫患者慎用。

(2)人血丙种球蛋白：大剂量静脉滴注,每月 1～2 g/kg,分 2 或 5 天给药。可有流感综合征样症状、皮疹、溶血、一过性转氨酶升高、血栓性静脉炎等不良反应。应注意变态反应,普通制剂不可静脉给药,静脉注射需用专用制剂。

10.其他药物

(1)多塞平：口服每次 25 mg,1～3 次/天,儿童每次 12.5 mg,1～2 次/天;肌内注射每次 25 mg。有轻度嗜睡、口干、乏力、便秘、腹泻等不良反应。停药后消失。

(2)色甘酸钠：口服每次 100～400 mg,4 次/天,饭前 10～30 分钟和睡前服用,儿童 200～400 mg,分 3～4 次服。有恶心、口干、咽痒、咳嗽、皮疹、头痛、失眠、腹泻等不良反应。孕妇、5 岁以下儿童、肝肾功能不全者慎用。本品起效慢,需连用数日至数周才见效,若已发病,用本品无效。不可突然停用,应逐渐减量,再停药,以防复发。

(3)奥沙米特:口服,成人每次 60 mg,1 次/天。可有嗜睡、口干、胃肠不适等不良反应。孕妇慎用,高空作业和驾驶者禁用。

(4)曲尼司特:口服每次 100 mg,3 次/天,儿童 5 mg/kg,3 次/天。偶见食欲不振、恶心、呕吐、腹痛、头痛、血细胞及血红蛋白含量减少、膀胱炎等不良反应;无嗜睡作用。孕妇禁用;肝病或有肝病史者慎用,用药期应定期查血象;激素依赖者使用本品时激素用量应缓慢减量,不可突然停药。

(三)脱敏疗法

1.组胺球蛋白

皮下注射,成人首次 1 mL,以后每次 2～4 mL,每周 1～2 次,4～10 次为 1 个疗程。月经期、发热或服用糖皮质激素时禁用。应在 2～8 ℃下贮存。

2.粉尘螨注射液

皮下注射,成人每周 1 次,15 次 1 个疗程,第 1～3 周用 1∶100 000 浓度,每次剂量为 0.3 mL、0.6 mL、1 mL;第 4～6 周用 1∶10 000 浓度,剂量为 0.1 mL、0.3 mL、0.6 mL;第 7～15 周用 1∶5 000 浓度,前 2 周剂量为 0.3 mL、0.6 mL,以后每周 1 mL;维持量 1∶5 000 浓度,每 2 周 1 mL。儿童,25 周 1 个疗程,第 1～10 周用 1∶100 000 浓度,从 0.1 mL 开始,每周递增 0.1 mL;第 11～20 周用 1∶10 000 浓度,剂量同上。第 21～25 周用 1∶5 000 浓度,从 0.6 mL 开始,每周递增 0.1 mL,维持量 1∶5 000 浓度,每 2 周 1 mL。严重心脏,肾脏疾患及 6 岁以下儿童禁用。用前用 1∶1∶100 000 液 0.1 mL 做皮试,皮疹>10 mm,第 1 次治疗剂量减半,5～10 次后再依上述剂量注射。每次注射后应观察半小时,遇休克处理方法同青霉素休克。严重反应暂停药,注射 24 小时内局部红肿、皮疹者,下次注射量应减半或不增,停药 2 周以上再用药者仍需从小剂量开始。

(四)自血疗法

1.全血疗法

抽出静脉血即刻臀部肌内注射,第 1 次 5 mL,以后可增至 10 mL,每周 2～3 次,10 次为 1 个疗程。

2.溶血疗法

抽出 5 mL 静脉血后立即与 5 mL 注射用水混合溶血,2～3 分钟后,肌内注射,每周 2～3 次,10 次为 1 个疗程。

(五)物理性脱敏(耐受)疗法

物理性脱敏(耐受)疗法适用于日光、胆碱能性、寒冷及热荨麻疹。选择相应物理因素,测定其阈值,开始用低于阈值的刺激来刺激机体,以后逐渐达到或超过阈值,使机体耐受。此法必须坚持较长时间,也可和药物结合治疗,即最初在有效的抗组胺药或皮质激素控制下进行,以后逐渐减少药量,增加对相关因素的耐受量,直至停药,产生耐受性。

(六)食物排除疗

如怀疑食物或食物添加剂,可试用本疗法。其基本原理是将饮食简单化、挑选几样食物连用 3 周,如风团消退,再将食物一样样加用,直至找出变应原,将其排出。

(七)人胚胸腺移植术

本治疗用于治疗慢性荨麻疹,半月有效率70%,2 年90%。

(八)光化学疗法

光化学疗法是内服或外用光敏剂,如补骨脂,然后照射长波紫外线(UVA),引起光敏效应,从而发挥治疗作用。可试用于日光性荨麻疹。孕妇、12岁以下儿童、皮肤恶性肿瘤或癌前期病变、有光敏性皮肤病,严重心脏疾患、接受免疫抑制疗法者禁用。

(九)其他

尚有报道用血浆透析、细胞因子、抗细胞因子等方法治疗荨麻疹。

(十)治疗方法的选用

1.急性荨麻疹

(1)抗组胺类药物:单有皮疹表现者,一般用组胺 H_1 受体拮抗剂常可得到控制或治愈。为尽快控制瘙痒和风团,常先用注射给药,再口服第一代抗组胺药或选用无嗜睡作用的阿伐斯汀或西替利嗪、咪唑斯汀、特非那定、非索非那定等。H_1 和 H_2 受体拮抗剂联合应用对某些荨麻疹效果更好。

(2)降低血管壁通透性药物:维生素 C、维生素 P,钙剂等可与抗组胺药联用。

(3)拟交感神经药:急性重症患者,尤其是变应性休克,宜用 0.1% 肾上腺素皮下或肌内注射或异丙肾上腺素舌下含服。

(4)类固醇皮质激素:伴有全身症状,如发热、关节痛、腹痛、吐泻及呼吸困难者,宜早期、足量、短程加用类固醇皮质激素,如泼尼松 30~60 mg/d,用 3~7 天,症状改善后应迅速减量停用。

(5)抗生素或抗病毒剂:由感染因素引起的荨麻疹应选用适当的抗生素或抗

病毒剂。

2.慢性荨麻疹

(1)抗组胺药:①选用单种第一代抗组胺药或第二代抗组胺药中长效药物。现在认为单用羟嗪或西替利嗪较单用其他 H_1 受体拮抗剂好;②对单用抗组胺药无效者,可试用酮替芬、奥沙米特;③选用两种不同类的 H_1 受体拮抗剂联合使用;④H_1 和 H_2 受体拮抗剂联用,如阿司咪唑或氯雷他定与雷尼替丁联用,羟嗪或桂利嗪或西替利嗪与西咪替丁联用;⑤抗组胺药与多塞平联用或单用多塞平;⑥抗组胺药与利血平、苯噻啶、潘生丁、氨苯碱、氨基己酸,维生素 K_4 等联用。每种方法疗效观察应在 5 天以上。目前认为 H_1 和 H_2 受体拮抗剂联用疗效好,单用 H_2 受体拮抗剂无效,限于职业需要,联合用药在白天或工作时选用无嗜睡作用药物,晚间或休息时选用有嗜睡作用药物。

(2)类固醇皮质激素:当抗组胺药不能控制病情且症状较重者,可加用小剂量类固醇皮质激素,病情控制后,应逐渐减量维持,缓慢停药,递减至停药的时间应在 1~3 个月。

(3)其他治疗:维生素 C、钙剂、抑肽酶、普鲁卡因、卡介菌多糖核酸、组胺球蛋白、丙种球蛋白等药物多途径治疗控制荨麻疹有较好疗效。

3.特殊类型荨麻疹

(1)血清病型荨麻疹:用抗组胺药和类固醇皮质激素(泼尼松 40 mg/d)有效。

(2)寒冷性荨麻疹:①避免冷暴露;②对多数抗组胺药疗效欠佳。目前认为有较好疗效的是赛庚啶、多塞平、桂利嗪、酮替芬,组胺球蛋白、氨基己酸、维生素 E 也有一定疗效。③冷水脱敏疗法:先测定风团发生阈值,开始治疗时水温比阈值稍高,以后逐渐降低温度使达到和超过阈值。水浴时间由短到长,接触面积由小到大,直至全身,以达到能耐受日常低温。④精制破伤风抗毒素:用药前做过敏试验,阳性者采用脱敏疗法,阴性者于上臂内侧三角肌处 1 次皮下注射精制破伤风抗毒素 1 500 U。如注射后 1 周未愈,再以同样剂量和方法注射 1 次。

(3)胆碱能性荨麻疹:①选用兼有抗乙酰胆碱作用的抗组胺药,羟嗪、达那唑、多塞平、酮替芬、赛庚啶、美喹他嗪等有效。②抗胆碱能药:如溴丙胺太林也有效,每次 15~30 mg,3~4 次/天。③因运动发生者应减少剧烈运动。

(4)日光性荨麻疹:①药物治疗除用抗组胺药外,可选用氯喹每次 0.125~0.25 g,2 次/天;烟酰胺每次 0.1g,3 次/天。②光化学疗法。

(5)荨麻疹性血管炎:依次选用抗组胺药、非甾体抗炎药(如吲哚美辛)、秋水仙碱、氨苯砜、羟基氯喹、类固醇皮质激素、免疫抑制剂(如甲氨蝶呤,低剂量口服)。

(6)色素性荨麻疹:儿童大多自愈,不需治疗。目前,本病无特效疗法。现有治疗方法:①抗组胺药可止痒,减少潮红发作。②色甘酸二钠:有稳定肥大细胞膜作用。口服每次 20 mg,4 次/天。③氟芬那酸,口服每次 0.2 g,3 次/天。④去氯羟嗪,每次 50 mg,4 次/天。⑤类固醇皮质激素、抗细胞有分裂药及放射治疗均无效。

(7)自身免疫性黄体酮性荨麻疹:①抗组胺药物;②维生素 E。

(8)慢性特发性荨麻疹:无特效疗法。对症处理,主要用 H_1 受体拮抗剂,特别是非镇静性 H_1 受体拮抗剂;或 H_1、H_2 受体拮抗剂联用。某些严重且无效者可用血液去除法及静脉注射免疫球蛋白可获改善。此外,小剂量环孢素治疗可使大多数严重患者暂时或长期缓解。

(9)自身免疫性慢性荨麻疹:①抗组胺药物;②大剂量静脉滴注丙种球蛋白。

(10)急性重症荨麻疹:对伴呼吸困难、剧烈腹痛及休克症状的荨麻疹,应使用以下药物。①0.1%肾上腺素,0.5 mL 皮下或肌内注射,必要时 15 分钟后重复注射;②氢化可的松 200~400 mg 或地塞米松 10~20 mg,维生素 C 1.0~3.0 g,加入 5%~10%葡萄糖液中静脉滴注;③有支气管痉挛,呼吸困难者迅速吸氧,用氨苯碱0.25 g加入 5%~10%葡萄糖液中静脉滴注,必要时做气管切开或插管。④选用1~2 种抗组胺药注射或口服。

(十一)局部治疗

原则为对症止痒,选用温和、止痒、收敛制剂,如用炉甘石,1%~2%薄荷脑,2%石炭酸,3%水杨酸等配成酊剂或洗剂外用。寒冷季节、高热患者、幼儿及年老体弱者不宜大面积涂用,以免体温过多散失。

局部使用遮光剂,对日光性荨麻疹有效,如 5%对氨苯甲酸酊、二氧化肽霜、氧化锌软膏及二羟丙酮佘醌霜。

第二节 丘疹性荨麻疹

丘疹性荨麻疹是一种以鲜红色风团性丘疹为特点而命名的疾病。

一、诊断要点

(1)丘疹性荨麻疹好发于儿童及青少年,春、夏季多发。目前多认为本病与昆虫(跳蚤、蚊、臭虫、螨、虱、恙虫等)叮咬及消化道障碍(如食鱼、虾、牛奶、出牙等)有关。

(2)好发于腰、臀和四肢等部位。

(3)皮损为梭形鲜红色风团样的丘疹,绿豆至花生米大。中央可有水疱,有时为疱壁紧张大疱,其长轴多与皮纹一致,有时有伪足,常成批发生,数目不定,群集或条状分布,红斑和水肿常于短期内消退,留粟粒大质硬丘疹。剧痒、搔抓后表皮剥脱或水疱破溃,继以结痂。消退后留有短暂淡褐色色素沉着。

(4)病程1～2周,可因继发感染病程迁延。常复发,发病多逐年减轻,最终不发病。一般无全身症状。

(5)丘疹性荨麻疹需与水痘、荨麻疹、Hebra痒疹及丘疹性湿疹相鉴别。

二、治疗

(一)治疗原则

除去病因,寻找有无昆虫叮咬,排除致敏食物,治疗胃肠障碍及肠寄生虫,避免搔抓;对症、抗过敏和消炎处理,短期内可治愈。

(二)全身治疗

1.抗组胺药

抗组胺药可用以下几种。①氯苯那敏:口服每次4 mg,3 次/天,儿童0.35 mg/(kg·d),分3次服。②赛庚啶:口服每次2 mg,3 次/天,儿童0.15～0.25 mg/(kg·d),分3次服。③曲普利啶:口服每次2.5～5 mg,2 次/天,总量不宜超过10 mg/d,6岁以上儿童用成人1/2量,2～6岁用成人1/3量,2岁以下儿童0.05 mg/kg,2 次/天。④氯雷他定:成人和12岁以上儿童或体重>30 kg者,口服10 mg/d,1 次/天,体重≤30 mg者,每次5 mg,1 次/天,2岁以下儿童、孕妇、乳母禁用。⑤西替利嗪:成人及12岁以上儿童口服每次10 mg,1 次/天;肾功能不全者,5 mg/d。⑥非索那定:成人及12岁以上儿童口服,每次60 mg,2 次/天;6～12岁儿童每次30 mg,2 次/天,3～5岁儿童每次15 mg或1 mg/kg,2 次/天。⑦阿伐斯汀:每次口服8 mg,1～3 次/天。⑧咪唑斯汀:口服每次10 mg,1 次/天。

2.皮质类固醇激素

皮损广泛严重者,可加用皮质类固醇激素。泼尼松口服每次10～15 mg,

3 次/天;儿童每次 5～10 mg,2～3 次/天;地塞米松口服每次 1.5～2.0 mg, 3 次/天,儿童每次 0.75～1.5 mg,2～3 次/天。

3.维生素 C 及钙剂

维生素 C 口服每次 0.1～0.2 g,3 次/天,维丁胶性钙每次 1～2 mL,1 次/天 或每两天 1 次。

4.抗生素

继发感染者酌情选用抗生素,如红霉素,口服每次 0.25～0.375 g,3～4 次/天; 小儿 25～50 mg/(kg·d),分 3 次服;青霉素,肌内注射每次 800 000 U,2 次/天,或 静脉滴注每天 4 800 000～6 400 000 U;复方新诺明,口服 2 片/次,2 次/天,儿童 酌减。

5.倍非糖浆

倍非糖浆(倍他米松 10 mg、异丙嗪 25 mg、单糖浆 100 mL):每次 3～5 mL, 3 次/天,疗效优于马来酸氯苯那敏。

(三)局部治疗

皮疹较少又无明显新皮损者,只需外用药即可。

1.止痒、抗过敏制剂

类固醇皮质激素霜疗效显著,外用,每日 2～3 次。此外,也可用炉甘石洗 剂,2％石炭酸液,1％樟脑酊,5％苯酚液等。

2.抗菌制剂

皮损感染时,可用四环素软膏、新霉素软膏,0.1％依沙吖啶液,0.75％呋喃西 林液等。对有大疱者,可先用无菌注射器抽吸疱液后再用外用药。

(四)中医中药治疗

1.全身治疗

全身治疗可用荆防汤、麻黄连翘赤小豆汤、升麻葛根汤加减煎服,每日 1 剂。

2.局部治疗

蛇药片 4～5 片研末,用白酒调匀外涂;10％～20％百部酊、三黄洗剂、重楼 酊外涂,1 天 3 次。

3.中药香袋

中药香袋用驱蚊杀虫药研粉配制,于春季开始使用,贴身、枕下、床单下放 置,每 2 月便换 1 次,可预防虫咬性皮损发生。

第三节 人工荨麻疹

人工荨麻疹又名皮肤划痕症,是用钝物擦划皮肤后,在受擦划部位出现与擦划形态一致的风团性划痕。

一、临床特点

(一)发病因素

人工荨麻疹可发生于任何年龄,无明显发病原因,体内感染、糖尿病、甲状腺功能减退、绝经期、药物等常与发病有关。搔抓、受压迫束带、衣服摩擦、外伤等均可引起风团瘙痒。

(二)皮损表现

皮损表现为钝物擦划皮肤后,局部皮肤出现与划痕形态一致的风团。红线在 15 秒、轴索反射红晕在 45 秒、风团在 1～3 小时内出现,6～7 分钟达高峰,维持 10～15 小时后消退。根据发病机制不同,分成 3 型。

1.单纯皮肤划痕症

单纯皮肤划痕症见于 2%～5% 的正常人,患本症者 Lewis 三联反应所需压力阈值低于正常人,常属于生理性体质异常;少数可能继发于细菌感染,或作为一种药物反应或弥漫性皮肤肥大细胞增生症的部分症状。皮损发生于局部划痕或创伤后数分钟内,1 小时内消失,无自觉症状,可与其他类型荨麻疹和血管性水肿并存。本病可反复发作达数月或数年,一般不需治疗。

2.症状性皮肤划痕症

症状性皮肤划痕症可发生于任何年龄,多见于青年人。症状性皮肤划痕症又分为即刻型和延迟型两种,均由变态反应引起。前者在轻微的机械性创伤后数分钟出现风团伴瘙痒,时常伴发或在急性荨麻疹后发生,可持续数小时,通常经数月后消失。后者罕见,皮肤划痕后 0.5～8 小时出现风团和红斑,呈小段或念珠状,位置较深,向周围扩散成块,伴灼痛和压痛,持续不超过 48 小时,有的患者亦同时有即刻型皮肤划痕症。

3.延迟性压力性荨麻疹

延迟性压力性荨麻疹罕见,平均发病年龄为 30～33 岁,常伴有慢性特发性荨麻疹和血管性水肿,皮损为皮肤受压后 4～6 小时内出现深部弥漫性水肿,伴灼痛或瘙痒,持续 8～72 小时。发作时常伴流感样症状和粒细胞数增多,常累及肢端、躯干、臀、唇、面部,诱因包括行走、站立、紧身衣、体力活动、长久坐在硬物上。病程慢性,可持续 1～40 年(平均 9 年)。

重物压迫试验:重物压迫皮肤 5～10 分钟,受压点在 4～8 小时后发生迟发性风团和血管性水肿,可诊断延迟性压力性荨麻疹。

(三)皮肤书写仪

皮肤书写仪可测定人工荨麻疹产生的阈值,显示风团形成所需的压力阈值低于正常即可诊断皮肤划痕症。

二、治疗

(一)单纯性皮肤划痕症

单纯性皮肤划痕症一般无需治疗。症状性皮肤划痕症应避免皮肤创伤,感染时不宜使用青霉素。瘙痒不明显者可做解释工作,不用药物或只给外用止痒剂治疗。症状重者可试用药物治疗。

(二)抗组胺药

抗组胺药只对风团消退和止痒有效,不能影响病程。其中,以羟嗪类药物疗效较好。①羟嗪:口服每次 25～50 mg,3 次/天;6 岁以上儿童每次 0.5～0.8 mg/kg,3 次/天;6 岁以下儿童慎用,孕妇和婴儿禁用;②去氯羟嗪:口服每次 25～50 mg,3 次/天;③桂利嗪:口服每次 25～50 mg,3 次/天;④多塞平:口服每次 25 mg,1～3 次/天;⑤酮替芬:口服每次 1 mg,2 次/天,儿童 0.02～0.04 mg/d,分 2 次服。新一代组胺 H_1 受体拮抗剂药效长,无中枢抑制作用,也可采用。⑥西替利嗪:成人及 12 岁以上儿童每次 10 mg,1 次/天;⑦氯雷他定:口服,成人及 12 岁以上儿童每次 10 mg,1 次/天,12 岁以下儿童体重＞30 kg 者每次 10 mg,1 次/天;体重≤30 kg 者,每次 5 mg,1 次/天。

使用剂量一般根据症状轻重和患者耐受程度予以调整,临床症状消失后立即减量,尽量用最小维持量。如一种抗组胺药不能控制病情,可采用两种不同类型抗组胺药或 H_1 和 H_2 拮抗剂联合治疗,西咪替丁口服每次 0.2 g,3 次/天;雷尼替丁口服每次 0.15 g,3 次/天。

(三)类固醇皮质激素

抗组胺药物无效且病情严重者可用泼尼松口服 30 mg/d 治疗。

(四)其他

其他治疗方法有以下几种。①对羧基苄胺:口服每次 250 mg,每天 3 次;②组胺球蛋白:皮下注射,成人首次 1 mL,以后每次 2～4 mL,1～2 次/周,4～10 次为 1 个疗程。③有报道精氨酸酯酶组胺合剂对本病有较佳疗效,0.25% 精氨酸酯酶与磷酸组胺 1 mg/mL 等体积混合,稀释 1 000 和 10 000 倍两个浓度,从低浓度开始,肌内注射,每次 2 mL,每两天 1 次,10～20 次后可将浓度增加 10 倍继续治疗,直至明显有效,再稳定治疗一段时间,本治疗无明显不良反应。

(五)局部治疗

局部治疗同荨麻疹治疗。

(六)日光浴和定期紫外线照射

日光浴和定期紫外线照射可减轻本病。

第四节 血管性水肿

血管性水肿又名血管神经性水肿、巨大荨麻疹、Quincke 水肿,是发生于皮下组织较疏松部位或黏膜的局限性水肿,有获得性和遗传性两型。

一、诊断要点

(一)诱发因素

获得性血管性水肿可由药物(如阿司匹林、可待因)、食物(草莓、鲜鱼)、吸入物、日光、寒冷等引起。遗传性血管性水肿是常染色体显性遗传,多由 C1 胆碱酯酶抑制物缺乏或功能失常导致血管通透性增加,本病是自发的。

(二)好发部位

本病好发于口唇、眼睑、耳垂、外生殖器、肢端,有时可发生于口腔黏膜、咽喉、胃肠道等,可为非对称性。

(三)皮损表现

皮损为突然发生局限性非凹陷性水肿,表面发亮,部位深,边缘不清,可呈肤色或淡红色或略苍白色,质韧,患部显著隆起,自觉不痒或微痒、发胀、灼热、疼痛及麻木感,单发或同一部位反复发作。

(四)伴随症状

肿胀经 2～3 天或更久可消退,消退后不留痕迹。

(五)呼吸道及胃肠道病变

患者可出现气闷、声嘶、呼吸困难、窒息、呕吐、腹痛、腹泻等表现,可伴发热、嗜酸性粒细胞数增多、体重迅速增加。

(六)特殊型血管性水肿

1.遗传性血管性水肿

遗传性血管性水肿多在 10 岁前开始发病,很少在 20～30 岁时才发病。轻微创伤,情绪应激,感染和温度突然变化均可促发发病。表现为反复发作急性局限性水肿,以四肢和面部多见,不痒。可累及口咽和胃肠道,出现反复发作的喉水肿或原因不明的反复腹痛。实验室检查显示 C1 酯酶抑制物活性降低,C2、C4、CH50 下降。

2.振动性血管性水肿

振动性血管性水肿极罕见,可为家族性和非家族性,皮肤振动刺激后 2～5 分钟内发生大范围肿胀,其程序和范围与振动刺激呈正比,持续 1 小时。凿岩机、骑马或其他重复性活动(打字、按摩、擦身)均可诱发。用旋转搅拌器振动前臂 1 分钟,数分钟内前臂周径增大,可诊断振动性血管性水肿。

3.特发性血管性水肿

大多数血管性水肿为特发性,病因不清,可发生于任何年龄,40～50 岁多见,好发于女性。反复发作无规律,可累及呼吸道和消化道,无窒息危险。

4.获得性 C1 酯酶抑制物缺乏症

获得性 C1 酯酶抑制物缺乏症于中年人多见,C1-INH、CH50、C1q、C1、C2 和 C4 减少或缺乏,无家族史,可有 IgG 自身抗体或伴发恶性肿瘤。

5.血管性水肿-嗜酸性粒细胞增多综合征

血管性水肿-嗜酸性粒细胞增多综合征罕见,表现为周期性发作血管性水肿、荨麻疹、肌痛、少尿和发热、粒细胞数增多、嗜酸性粒细胞比例可达 88%,发作可自行消失,类固醇皮质激素治疗有效。

二、诊断与鉴别诊断

根据病史,大片一过性无症状的皮肤非凹陷性水肿,发病部位,无全身症状,反复发作等情况,诊断不难。本病应与下列疾病鉴别。

(一)复发性丹毒

除在同部位反复出现肿胀,复发性丹毒还有头痛、轻度发热、压痛、粒细胞增多。

(二)蜂窝织炎

蜂窝织炎局部肿胀伴红、肿、热、痛。

(三)脂膜炎、淋巴管炎、肉芽肿性唇炎

脂膜炎、淋巴管炎、肉芽肿性唇炎初期损害类似血管性水肿,但持续时间长,超过 24 小时。

(四)恶性网状细胞病

恶性网状细胞病常为一侧面部或上唇持久性肿胀,表面皮肤无肿胀,无自觉症状,需做病理检查确诊。

(五)梅-罗综合征

梅-罗综合征表现为颜面部非凹陷性水肿,可伴面神经麻痹,皱襞舌,也可单有上、下唇复发性慢性肿胀,病理检查可见与结节病相似的上皮样细胞肉芽肿。

(六)上腔静脉梗阻综合征

上腔静脉梗阻综合征表现为面部持久性水肿,伴眼睑红肿、胸壁静脉曲张。

三、治疗

(一)获得性血管性水肿

获得性血管性水肿其治疗与一般荨麻疹相同,包括去除病因,用抗组胺药物、非特异性抗过敏药物、拟交感神经药物以及必要时类固醇皮质激素治疗。注射组胺球蛋白亦有效。蜂毒菌苗特异性脱敏疗法可能有效。

(二)遗传性血管性水肿和获得性 C1-INH 缺乏症

遗传性血管性水肿和获得性 C1-INH 缺乏症目前无特效疗法。有效药物只能减轻症状,延长缓解期和暂时控制严重并发症。用抑制 C1 酯酶活性药物预防复发的长期使用会产生一定不良反应,所以对发作频繁,且症状严重或反复发作喉水肿者才采取长期药物疗法。

1.同化激素

同化激素是预防急性发作药物,适用于每月严重发作 1 次以上者,其可诱导

肝脏合成并提高 C1-INH 和 C4 水平。

(1)甲睾酮:舌下含服,每次 5～10 mg,3 次/天。

(2)达那唑:口服,每次 0.2 g,3 次/天,6～12 周后逐日下降 100～200 mg,直至控制症状。

(3)司坦唑醇:口服,每次 2 mg,2～3 次/天,儿童 2～4 mg,分 1～3 次服。

(4)美雄酮:口服,每次 10～30 mg,2～3 次/天。

(5)苯丙酸诺龙:肌内注射,成人每次 25 mg,小儿每次 5～10 mg,1～2 次/周。

同化激素长期使用可有轻度雄性化,月经异常,体重增加,痉挛性肌痛,转氨酶升高,为了减少不良反应,可采用下述方案:1 次/天,连用 1 个月,以后 5 天用药,5 天停药,调整剂量至控制病情为准,随时间推移,病情自发性改善时可逐渐减少药量。孕妇,乳母及肝肾功能不全者禁用。

2.抗纤溶酶药物

该酶是 C1 酯酶活化剂,可预防和减少发作。

(1)氨基己酸(EACA):口吸 8～18 g,分 3 次服,10 岁以下儿童 100 mg/(kg·d),分 3 次服。

(2)氨甲环酸:作用较 EACA 强,口服每次 250～500 mg,3 次/天。

抗纤溶酶药物可出现胃肠道反应、皮疹,低血压、鼻塞等不良反应。孕妇及肾功能损伤(血尿)者禁用,血管性疾病慎用。

3.抑肽酶

抑肽酶通过抑制激肽酶活性和抑制补体系统达到治疗作用。常用静脉注射每次 100 000 U,每两天 1 次。

4.桂利嗪

桂利嗪能抑制 C4 活化。饭后服用,25～50 mg,3 次/天。静脉注射,每次 20～40 mg,缓慢注入。

5.新鲜血浆或纯化的 C1-INH

新鲜血浆或纯化的 C1-INH 用于急性严重发作者,应注意新鲜血浆中有补体成分可使有的患者症状加重。

(三)喉水肿有窒息症状

喉水肿有窒息症状,需采用下列紧急措施。

(1)0.1%肾上腺素:即刻肌内注射,0.5～1 mL,必要时每 30～60 分钟再注射 0.5 mL。

(2)氢化可的松:静脉滴注 200~400 mg 或地塞米松静脉滴注 10~15 mg。必要时静脉推注地塞米松。

(3)氨茶碱:0.25 g 加入 5％葡萄糖液 250~500 mL 中静脉滴注或 0.25 g 加入 25％~50％葡萄糖液 20~40 mL 静脉推注。麻黄碱:口服,成人每次 25 mg,3 次/天,儿童 0.5~1 mg/kg,3 次/天。

(4)吸氧。

(5)上述处理无效,应立即施行气管插管或气管切开。

(四)其他治疗

经常发生喉水肿者除常规治疗外,应随身携带类固醇皮质激素片剂。在初发时立即口服泼尼松 20~30 mg 或地塞米松 3~4.5 mg,并就近就医。

第五节 药物性皮炎

药物性皮炎又名药疹,是药物经过各种途经进入人体后,引起皮肤黏膜炎性反应。药物进入人体途径包括口服、注射、灌注、点眼、滴鼻、含化、喷雾、吸入、外用、药熏、阴道及膀胱冲洗等。发病机制有变态反应型和非变态反应型。

一、诊断要点

(一)用药史

本病有用药史。

(二)发病时间

绝大多数药疹属变态反应型,有潜伏期,首次用药 4~20 天,平均 7~9 天致敏,再次用药于数分钟至 24 小时内发病。

(三)临床表现

发病急,皮疹突然发生,表现多种多样,常模拟其他皮肤病和传染病皮损,有固定性红斑、荨麻疹样、多形红斑样、血管性水肿样、麻疹样、猩红热样、玫瑰糠疹样、扁平苔藓样、痤疮样、血管炎型、紫癜、血清病样综合征发疹,尚有大疱性表皮松解萎缩坏死型及剥脱性皮炎型。此外,尚有药物热、变应性休克。

(四)药疹形态

同种药物可产生不同形态药疹,不同药物可产生相同形态药疹,除固定性红斑外,其他药疹多为单一型皮损,呈对称性、广泛性或全身性分布。

(五)瘙痒

有程度不一的瘙痒。

(六)全身表现

全身情况轻重不一,轻者无明显不适,严重者可有畏寒、发热、乏力、全身不适和严重脏器损害等,甚至变应性休克。

(七)自限性

药物性皮炎具自限性,立即停药,及时处理,1~4周消退,再用药又复发。发疹越来越快,病情愈来愈重。

(八)预后

痊愈后再用此药或化学结构相似药,极微量亦可发病。除大疱性表皮松解萎缩坏死型及重症多形红斑型药疹有时预后严重外,其他的预后均较好。

(九)血常规检查

粒细胞数可增多,常伴嗜酸性粒细胞数增多,但也有粒细胞数减少者,若粒细胞数低于 $2.0 \times 10^9 / L$ 则预后较差。

(十)皮肤试验

皮肤试验只能作回顾性诊断,因为应在皮肤损害消退2周后才能进行。斑贴试验适用于Ⅳ型变态反应,故对大多数药疹患者意义不大。划痕及皮内试验一般阳性率并不高,对临床帮助有限。皮内试验有引起变应性休克的危险,故对变应性休克者禁用。

(十一)测定致病原

有条件时可试用放射免疫吸附试验、嗜碱性细胞脱颗粒试验、淋巴细胞转化试验、巨噬细胞游走抑制试验以及皮肤窗试验。

(十二)常见药疹类型

1.固定性红斑型药疹

(1)初起为类圆形红斑,后转为紫红斑,中心可有水疱、边缘清,消退后留有灰黑色色素沉着,数月消退。

(2)再次用药数分钟至数小时内原发疹处出现同样皮损,一般先痒后红,可扩大,同时可发生新疹,此为本型特征。

(3)全身各部位均可发生,多见于皮肤黏膜交界处,如口唇,外生殖器及其周围,指(趾)间、手足背、躯干。

(4)停药后,1~10天消退,但阴部糜烂溃疡者可迁延数十日始愈。

2.麻疹样或猩红热样型药疹

(1)皮损呈弥漫性鲜红色斑或针头至豆粒大斑丘疹,密集对称广泛分布,形态如猩红热样或麻疹样,是药疹中最常见的一种。

(2)无麻疹和猩红热的其他症状(咽、喉、舌、口腔黏膜疹)。

(3)停药后1~2周好转,继以糠状、片状脱屑。

3.多形红斑型药疹

(1)皮损为豌豆至蚕豆大的多形性皮疹。

(2)轻者皮损发生于四肢,无明显全身症状;重型者皮损广泛,全身症状重,如畏寒、高热、内脏损害、病情险恶。

(3)眼、口、外生殖器黏膜受累:水疱、糜烂、剧烈疼痛。

4.大疱性表皮松解症型药疹

(1)发病急,发疹前常有结膜充血,口干,唇部灼热,皮肤灼热、瘙痒等前驱症状。皮损于2~3日内遍布全身,初为鲜红色或紫红色斑,很快弥漫融合呈浅棕色,大片松弛性水疱及表皮松解,黏膜同时受累并脱落。不论病情轻重,皮损常于2周后开始消退,脱屑较一般发疹薄。

(2)病情重,可有高热、烦躁不安、嗜睡、昏迷、胃肠、心脑、肝肾等均可受累。

(3)尼氏征阳性。

(4)严重者可因继发感染、败血症、肾衰竭、电解质紊乱或出血而死亡。

(5)粒细胞数和中性粒细胞数增加,淋巴细胞数减少,嗜酸性粒细胞绝对计数为"0"或更低。

5.剥脱性皮炎或红皮病型药疹

(1)潜伏期长,常在20天以上。

(2)皮损开始为麻疹或猩红热样红斑,很快弥漫至全身,潮红、肿胀、糜烂、渗液、结痂,待炎症消退时,有鱼鳞状至大片脱屑,可有毛发,指(趾)甲脱落,并可反复脱落。

(3)全身症状明显,可有高热,淋巴结肿大,肝、肾受损,继发感染。

(4)病程可达1个月以上。

6.荨麻疹及血管性水肿型药疹

(1)皮损为风团或血管性水肿,但色泽较红,持续时间较长,自觉瘙痒,可伴刺痛、触痛。

(2)荨麻疹可为唯一表现,也可为血清病样综合征或变应性休克的一个症状。

7.湿疹样型药疹

(1)皮损类似急、慢性湿疹表现。

(2)先由致敏外用药引起局部湿疹样皮炎,未及时停药可发展成片形、散发于全身的湿疹样皮损,如内用致病药,则引起同样情况的发疹。

(3)潜伏期和病程均常在1个月以上。

8.血清病样型药疹

(1)常由异体血清、青霉素、磺胺或呋喃唑酮引起,潜伏期6~12天。

(2)皮损多为水肿性红斑、风团、血管性水肿,偶见猩红热样、麻疹样、紫癜样皮损,色泽鲜红,分布广泛,瘙痒明显,有刺痛或触痛,开始时注射部位发生瘙痒性红斑、水肿有一定诊断价值。

(3)可有发热、关节肿痛、淋巴结肿大及各脏器受损表现。

(4)粒细胞计数和中性粒细胞数增多,嗜酸性粒细胞数亦可增加,血沉加快,血清 C_3、C_4 下降,C_{3a} 水平上升。直接免疫荧光显示真皮小血管免疫反应物 IgM、C_3、IgG、IgA 沉积。

二、治疗

(一)治疗原则

立即停用致敏药物或一切可疑药物,促进排泄、延缓吸收、及时抗过敏治疗。

(二)去除病因

立即停用致敏药物,如病情轻,一般停药后,药疹常会逐渐减轻以至消失。如同时用几种药物,则根据药物的抗原性和其反应一般发展规律加以分析,找出可疑药物并除去,如无法确定哪一种药是变应原,则应停用所有药物。

(三)药物治疗

1.轻型药疹

轻型药疹无发热或仅有低热,一般情况良好,瘙痒不突出,病程自限性。停用致敏药物后,给予下列治疗,2周左右即可痊愈。

(1)抗组胺药:H_1受体拮抗剂除了抑制肥大细胞脱颗粒外,还有抑制血管渗出、抗 5-羟色胺和慢反应物质、抗胆碱和镇静作用,可以减轻变态反应及止痒。第一代和第二代抗组胺药均可选用,可任选 1～2 种口服。①苯海拉明:每次 25 mg,3 次/天;②氯苯那敏:每次 4 mg,3 次/天;③赛庚啶:每次 2 mg,3 次/天;④羟嗪:每次 25 mg,3 次/天;⑤异丙嗪:每次 25 mg,3 次/天;⑥曲普利啶:2.5 mg,2 次/天;⑦西替利嗪:每次 10 mg,1 次/天;⑧阿伐斯汀:每次 8 mg,3 次/天;⑨非索非那定:每次 60 mg,2 次/天。

(2)维生素 C:维生素 C 能加强毛细血管致密性,减少渗出和水肿。用法为以下几种。①口服:每次 0.1～0.3 g,3 次/天;②静脉滴注:1～3 g 加入 5%～10%葡萄糖液 500 mL 中,1 次/天;③静脉推注:1 g 加入 10%葡萄糖酸钙 10 mL 中,1 次/天。

(3)钙剂:钙剂可增加毛细血管致密性,降低其渗出性,有抗炎、抗过敏作用。用法用量:①静脉推注 10%葡萄糖酸钙 10 mL,1 次/天;②10%葡萄糖酸钙 10 mL加入 5%～10%葡萄糖液 250～500 mL 中静脉滴注,1 次/天。心脏病患者在用药过程中应注意心脏情况。

(4)硫代硫酸钠:硫代硫酸钠有非特异性抗过敏作用,可与砷、汞、铅、铋等合成毒性较低的硫化物,用于一般药物过敏和金属类药物中毒,静脉注射,10%硫代硫酸钠,10 mL,1 次/天。

(5)类固醇皮质激素:部分皮损广泛,炎症明显,伴高热的患者,可适量应用类固醇皮质激素,一般用量为泼尼松 30～40 mg/d,或等量地塞米松,分 3 次服用,或氢化可的松 150～200 mg/d,加在生理盐水或 5%～10%葡萄糖液 500 mL内,静脉滴注,待病情控制,体温正常,皮损基本消失才逐渐减量,每隔 1～2 天减 1 片,一般疗程不超过 2 周。重点在开始时剂量不要太小,以后减量不要太早太快。同时嘱咐患者注意病情变化,如 3～5 天内病情无好转反而恶化,应及早就医。

2.重型药疹

重型药疹包括重症多形红斑、大疱性表皮松解萎缩坏死型、剥脱性皮炎、粒细胞减少症、全血细胞减少症或药疹基础上因给抗生素预防感染而重发新症或药疹已发生未及时停药或患者既往发生过药疹者均是病情危重者。发病急、进展快、皮损及全身症状严重,如不及时处理会危及生命。治疗原则是加强抗毒、抗过敏,防止继发感染,加强支持护理、具体方法如下。

(1)类固醇皮质激素:及时足量用类固醇皮质激素是治疗重症药疹的关键。

本类药有很强的抗炎、抗过敏和免疫抑制作用及抗毒、抗休克作用,可从多个环节阻断免疫反应的发生,减轻中毒症状,减少炎性渗出。

常用药物及疗法:氢化可的松 200～500 mg 或地塞米松 10～20 mg,重者可用至 30 mg,加入 5%～10%葡萄糖液 1 000～2 000 mL 中,缓慢静脉滴注,最好维持 24 小时。皮质激素足量的标志是 2～3 天内体温控制,无新发疹、原皮疹色泽转暗、渗出减少。待病情稳定后,可用适量口服泼尼松或地塞米松代替静脉用药。待皮疹和全身情况进一步好转时,可逐渐减少激素用量,开始每 3～4 天减1 片,到 3 片时隔 3～4 天减 1/2 片,这时要注意减量时的反跳现象,如出现,不但不能减量,还需加 1/2 量。

冲击疗法:对上述疗法效果不明显,且患者心脏功能正常,无电离子紊乱者,可改用此法。甲泼尼龙琥珀酸钠注射液 1 g 加入生理盐水或 5%葡萄糖液500 mL 内,静脉滴注,于 3～12 小时滴完,1 次/天;或用氢化可的松琥珀酸钠注射液 1 g 加入生理盐水或 5%葡萄糖液 500 mL 内,静脉滴注,1～2 次/天。连用3～5 天后,再续接适量泼尼松,如每日 40～60 mg,口服。本法机制尚未十分明了。因本方法一般仅用数日,不致引起 HIA 轴抑制,严重不良反应不常见。但是有治疗中发生变应性休克或心脏骤停的报道,后者可能是电解质紊乱所致。因此应慎重选择适应证,并予以严密观察。如冲击疗法有效,隔一定时间,可再次冲击治疗,如无效则不可再用。

大剂量使用类固醇皮质激素时,应注意其不良反应及并发症,密切观察病情变化,适量补充钾盐、钙剂、制酸剂。

(2)防止继发感染:严格采取消毒隔离措施,患者应住隔离室,房间温暖,空气流通,病房及时消毒,被褥床单及时更换、消毒,医护人员严格进行无菌操作。

抗生素:对皮损无渗出糜烂者,可不预防性应用抗生素,但要严格观察,防止细菌感染。如皮损剥脱糜烂,并同时使用大剂量皮质激素时极易合并感染,应预防性应用广谱、较少发生药物反应的抗生素,如林可霉素,克林霉素、红霉素。要避免使用与致敏或可疑药物结构类似的抗生素。若已发生感染,立即做细菌培养加药敏试验,选择敏感、与致敏药无关的抗生素。

(3)抗组胺药物:选择一种或两种不同结构的抗组胺药口服。

(4)非特异性抗过敏药物:维生素 C 3.0 g、10%葡萄糖酸钙 10 mL,加入 5%～10%葡萄糖液 500 mL 内,静脉滴注,1 次/天。

(5)免疫抑制剂:环磷酰胺 200 mg,加入 10%葡萄糖液内静脉推注或静脉滴注,每两日 1 次,共 3～4 次,配合糖皮质激素治疗重症药疹,可减少皮质激素用量。

(6)支持疗法:患者卧床休息、病室温暖、空气流通、睡眠充足、严防受寒。

维持水、电解质平衡:因患者高热、表皮脱落,大量渗出,会有大量体液和蛋白质丢失,同时黏膜损伤不能进食,致脱水、电解质紊乱、低蛋白血症。每天要记录出入量,补充足够液体,补充电解质。

补充高热量、高蛋白、多种维生素饮食:如口腔黏膜糜烂,不能进食者可用鼻饲。视病情需要可给予能量合剂:三磷酸腺苷(ATP)10～20 mg、辅酶 A 50 U、维生素 B$_6$ 100 mg、肌苷 200 mg、胰岛素 4～8 U,加入 10%葡萄糖液 200 mL 内,静脉滴注。

注意补充胶体:间断输新鲜血浆、鲜血、清蛋白。

加强护理:注意腔口及外阴部护理,可用生理盐水或 3%硼酸水冲洗双眼,白天用氢化可的松眼液和抗生素眼液交替点眼,每小时 3～4 次,晚上用硼酸眼膏或氢化可的松眼膏或抗生素眼膏保护。保持口腔清洁可用 2%碳酸氢钠液或 3%硼酸液漱口,有糜烂者外搽 1%硝酸银或 2%紫药水。外阴和肛门糜烂用 3%硼酸液或 0.1%依沙吖啶液湿敷,外搽皮质类固醇霜剂。要勤翻身,防止褥疮形成。

(7)伴有内脏损害:如肝、肾、神经系统、循环系统,尤其是弥散性血管内凝血等应请有关科室专家会诊,及时给以相应治疗。

(四)局部治疗

治疗原则为保护、散热、干燥、消炎、消肿、预防感染。

1.轻型药疹

轻型药疹无糜烂渗出者,可用单纯扑粉、粉剂、洗剂,如 0.5%硼酸扑粉,复方炉甘石洗剂;如皮损干燥、脱屑或寒冷季节不宜用洗剂时,可用类固醇皮质激素乳剂,如丙酸倍氯美松霜,醋酸去炎松尿素霜、皮康霜、皮炎平等。

2.大疱

有大疱者可用无菌针筒抽干疱液,外涂 2%紫药水、青黛氧化锌油或氧化锌油。

3.渗液较多

渗液较多可用 3%硼酸液湿敷,外阴糜烂伴感染者疼痛明显,可选用 0.1%依沙吖啶液冷湿敷(但温度不宜太低,以皮损能耐受为宜)与抗生素软膏交替使用。

4.渗液明显

渗液明显者应行干燥暴露疗法:外用烧伤油或紫草油,暴露于红外线灯下。如无红外线灯,可用烧伤油或紫草油换药。糜烂面用3%硼酸液清洗后贴敷单层纱布,每天换药1次,换药时,如创面无感染,敷料已干燥,不必强行去除敷料,可继续在敷料上涂油,注意无菌操作。重视消毒隔离,每天换消毒床单。

5.剥脱性皮炎

剥脱性皮炎皮肤潮红肿胀,继而大片脱屑应选用刺激性小,有很好保护作用的外用药,可用皮质类固醇乳剂;若皮损干燥,鳞屑厚积宜用软膏制剂,如单软膏、5%硫黄软膏、10%硼酸软膏、鱼肝油软膏等,也可用上述软膏与皮质激素乳剂交替使用。

第六节　移植物抗宿主病

当免疫缺陷个体接受供体的免疫活动性细胞,但受体又不能将其排除,发生主要累及皮肤、胃肠道和肝脏的移植物抗宿主反应,称为移植物抗宿主病(graft versua-host disease,GVHD),移植物抗宿主反应(graft versus-host reaction,GVHR)则指一个特殊器官所发生的反应,如皮肤、肝或胃肠道。

一、诊断要点

(一)病因

GVHD见于下述4种情况:①免疫缺陷者通过骨髓移植(一般为同种异体)接受免疫活性淋巴细胞;②免疫缺陷者(免疫系统受抑制的恶性肿瘤患者)输入人类白细胞抗原(human leucocyte antigen,HLA)匹配者的血制品(含免疫活性细胞);③母体的淋巴细胞经胎盘转移给胎儿(先天性细胞免疫缺陷);④实质器官移植。

(二)皮损表现

皮损表现为瘙痒性丘疹。麻疹样、猩红热样皮疹、中毒性表皮坏死松解样皮疹、红皮病、斑秃、全秃、扁平苔藓样及硬皮病样改变。

(三)黏膜损害

唇、口腔、生殖器黏膜可有红肿、糜烂、溃疡、扁平苔藓样白斑、小丘疹,眼可有轻度非特异性结膜炎、假膜性结膜炎、渗出性结膜炎、干燥性角膜结膜炎。

（四）脏器损害

患者可有发热，胃肠道损害可有恶心、呕吐、腹绞痛、水样腹泻，肝脏损害可见有右上腹疼痛、黄疸、肝功能异常；也可有食管炎，肺纤维化，多发性肌炎，自身免疫性溶血性贫血等。

（五）实验室检查

患者可有嗜酸性粒细胞数增多，高丙种球蛋白血症，转氨酶、碱性磷酸酶及血清胆红素升高；自身抗体形成；狼疮带样 IgM、IgG、C3 沉积。

（六）组织病理

特征性改变有棘细胞松解，淋巴样细胞向表皮性和卫星状细胞坏死，基底层与真皮乳头分离，真皮硬化、皮肤附属器结构破坏，基底膜带 IgM 沉积，真皮血管壁 IgM、C3 沉积。

（七）病程分期

GVHD 可分急性、慢性两期，但急性期可发展为慢性损害，而慢性损害可在急性期出现。

1.急性（早期）GVHD

（1）发生于移植后 7～100 天（一般 10～40 天）。

（2）最早表现为皮肤轻、中度瘙痒，少许淡红色斑丘疹，低热，掌、跖受压部位疼痛，耳及甲周轻皮水肿性紫红斑。病情控制后瘙痒消退，皮疹消失，留有色素沉着。

（3）病情进展，斑丘疹发展成大片红斑，色素加深，可呈荨麻疹样、猩红热样皮疹，甚至红皮病样、剥脱性皮炎样，严重者可伴有水疱、大疱、糜烂、渗出，尼氏征阳性，类似中毒性表皮坏死松解症。皮损出现的早晚与预后无关，但皮损严重性与预后有关。

（4）患者可有黏膜红肿、糜烂、溃疡、恶心、呕吐、腹痛、腹泻，腹泻可极严重，类似霍乱。肝脏损害有转氨酶升高、黄疸。

2.慢性 GVHD

（1）发生于移植后 3 个月以上（常在 100 天以后）。

（2）皮损表现多样化，早期（40～100 天）常表现为扁平苔藓样，好发于急性 GVHD 皮损部位，可为局限性或全身性，主要累及皮肤、肝、口腔黏膜、眼及小腿，不痒或微痒，消退后皮肤萎缩，皮肤异色病样改变。晚期（150～300 天）表现为硬皮病样损害,为局限性或弥漫性斑片状红斑水肿,以后萎缩硬化,发于近心端,常无雷诺氏征和肢端硬化症,食管不受累;后阶段可出现慢性虚弱综合征,包括泛发性皮肤硬化,关节挛缩,皮肤溃疡,眼口干燥综合征,皮肤灼痛,知觉减退。其他损害有甲病变、瘢痕性秃发、红皮病、色素沉着、皮肤干燥、大疱等。

(3)皮肤症状不一定发生,可有胃肠道症状,慢性肝炎,慢性吸收不良,继发细菌、真菌和病毒感染。

(八)鉴别

GVHD需与药疹、淋巴细胞恢复疹、复发性白血病的浸润皮损、细菌或病毒感染、脂溢性皮炎、扁平苔藓、组织细胞增生症、硬皮病、皮肤异色症、蕈样肉芽肿早期及放射性皮炎等疾病相鉴别。

二、治疗

(一)环孢素

环孢素开始 12.5 mg/(kg·d),共 50 天,以后每周递减 5%,直至 2 mg/(kg·d),然后停药,口服或静脉滴注,以 5% 葡萄糖液稀释为 1:(20~100),缓慢静脉滴注(2~6 小时)。肾毒性是最严重的不良反应,也可发生高血压、肝毒性肌无力、精神紊乱、胃肠功能障碍等。另外,与大剂量甲泼尼龙合用有引起惊厥可能。1 岁以下儿童禁用,孕妇慎用,应严格选择适应证,肝胆病可影响代谢致中毒。

(二)甲氨蝶呤

甲氨蝶呤需间歇使用,移植后,第 1 天 15 mg/m²,第 3 天、第 6 天、第 11 天以及以后每周 1 次,共 100 天,每次 10 mg/m²,口服或静脉滴注。毒性较大,常见胃肠道反应和骨髓抑制、脱发、肝纤维化、肺纤维化等不良反应。如同时给适量甲酰四氢叶酸钙可对抗其毒性,不影响药效,用药时,应每 5 天查血象、肝功能。每日量达 1.5 g 是极量。

(三)抗胸腺细胞球蛋白

抗胸腺细胞球蛋白(ATG)10~20 mg/(kg·d),用生理盐水稀释,缓慢静脉滴注 4 小时以上,连用 5 日,当淋巴细胞降至 0.1×10⁹/L 时停用。用于急性GVHD,慢性 GVHD 不用。为防止变态反应发生,主张先给氢化可的松或甲泼尼龙静脉滴注。常见不良反应有发热、皮疹、支气管痉挛、血压下降、关节痛、浆膜炎等。可同时给泼尼松 1 mg/(kg·d),连用 14 天,可减轻症状,因 ATG 本身有抗原性,不能长期应用。

(四)硫唑嘌呤

硫唑嘌呤口服 3～10 mg/(kg·d),维持量每次 50 mg,1 次/天,或成人 1.5～3 mg/(kg·d),分 2～3 次服,儿童 1～3 mg/(kg·d),分 2～3 次服。有骨髓抑制,胃肠反应及肝损害,发热、黏膜溃疡等不良反应。肝肾功能不良、孕妇、贫血者禁用。本药起效慢,服药 4 周后才见效,后效应大,应每周定期查血象。

(五)糖皮质激素

泼尼松 1 mg/(kg·d)对苔藓样损害有效,对硬皮病样损害疗效不佳。甲泼尼龙溶于葡萄糖液内静脉滴注,20～30 mg/(kg·d)第 1～3 天;10～15 mg/(kg·d),第 4～6 天;5～8 mg/(kg·d),第 7～9 天;3～4 mg/(kg·d),第 10～12 天;2 mg/(kg·d),第 13～15 天(可换为泼尼松)。1 mg/(kg·d)(可换为泼尼松),维持量。大剂量应用时需同时用西咪替丁(或雷尼替丁)、酮康唑、新霉素或庆大霉素口服,以预防激素的不良反应。

(六)抗 T 淋巴细胞单克降抗体

抗 T 淋巴细胞单克降抗体 5 mg/d,静脉滴注,连用 10～14 天,由于是鼠源制剂,其疗效和安全性尚需进一步考证。用前先给甲泼尼龙,用后再给氢化可的松 100 mg 静脉注射,以减少其变态反应。第 1 次用药可出现发热、寒战、肺水肿等反应,故同时应做好抢救准备。不良反应主要是变态反应、胸痛、呼吸困难、肺水肿、中枢神经系统症状。

(七)环磷酰胺

移植前,环磷酰胺 50～60 mg/(kg·d),静脉注射或静脉滴注,连用 2～4 天。

第九章　皮肤附属器疾病的诊治

第一节　痤　疮

痤疮是一种常见的毛囊皮脂腺的慢性炎症性疾病,好发于青春期男女。

一、病因和发病机制

痤疮是一种多因素疾病,其发病主要与雄激素及皮脂分泌增加、毛囊皮脂腺导管角化异常、痤疮丙酸杆菌增殖及继发炎症反应四大因素相关。

(一)内分泌因素

青春期发病,青春期后减轻或自愈,月经前皮疹加重,阉割者从不发病。这些现象都证明雄激素在痤疮的发病过程中起着重要的作用,雄激素水平增高还可使皮脂腺增大、皮脂分泌增加。

(二)毛囊皮脂腺导管角化异常

毛囊皮脂腺导管角化过度,会导致管口变小、狭窄或堵塞,影响毛囊壁脱落的上皮细胞和皮脂的正常排出,形成粉刺。

(三)微生物因素

早期痤疮并无感染,皮脂在痤疮丙酸杆菌、卵圆形糠秕孢子菌、表皮葡萄球菌等脂酶的作用下,三酰甘油水解为甘油及游离脂肪酸,刺激毛囊及毛囊周围发生非特异性炎症反应,诱导产生趋化因子、补体、氧自由基及白细胞介素-1等炎症介质;另外由痤疮丙酸杆菌产生的一些低分子多肽可趋化中性粒细胞,后者产生的水解酶也可使毛囊壁损伤破裂,上述各种毛囊内容物溢入真皮,引起毛囊周围严重程度不等的炎症,出现从炎性丘疹到囊肿性损害的一系列临床表现。

(四)遗传因素

痤疮的发生有一定的遗传性,如有家族聚集现象。

(五)其他因素

饮食因素如脂肪、糖类、可可等可改变表面脂类成分或增加皮脂的产生。刺激性食物如辣椒、烈酒、油煎食品与某些患者痤疮加重相关;过度劳累、精神紧张也可使皮疹加重。

二、临床表现

寻常痤疮是痤疮的最常见临床类型,皮损好发于面颊、额部,其次为胸部、背部及肩部,多为对称性分布,常伴有皮脂溢出。痤疮的各种类型皮损均是由毛囊不同深度的炎症以及其继发性反应造成的,包括因毛囊皮脂腺导管阻塞所致的粉刺、发生于毛囊口处的表浅脓疱、炎性丘疹、结节、囊肿及瘢痕等。

(一)皮损表现

初发损害为与毛囊一致的圆锥形丘疹,如白头粉刺(闭合性粉刺)及黑头粉刺(开放性粉刺)。白头粉刺可挑出黄白色豆腐渣样物质,而黑头粉刺系由脂栓表面部分氧化所致;皮损加重后可形成炎性丘疹,顶端可有小脓疱;继续发展可形成大小不等的暗红色结节或囊肿,轻压时有波动感,经久不愈可化脓形成脓肿,破溃后常形成窦道和瘢痕。各种损害大小深浅不等,常以1~2种损害为主。本病一般无自觉症状,炎症明显时可有疼痛。痤疮病程为慢性,时轻时重,部分患者至中年期病情逐渐缓解,但可遗留或多或少的色素沉着、肥厚性或萎缩性瘢痕。

临床上采用 Pillsbury 分类法将痤疮分为 Ⅰ～Ⅳ 级(表 9-1)。

表 9-1　痤疮的严重程度分类

严重程度	临床表现特点
Ⅰ级(轻度)	散发至多发的黑头粉刺,可伴散在分布的炎性丘疹
Ⅱ(中等度)	Ⅰ度+炎症性皮损数目增加,出现浅在性脓疱,但局限于颜面
Ⅲ(重度)	Ⅱ度+深在性脓疱,分布于颜面、颈部和胸背部
Ⅳ(重度-集簇性)	Ⅳ度+结节、囊肿,伴瘢痕形成,发生于上半身

(二)分型

除寻常痤疮外,尚有许多特殊类型。

1.聚合性痤疮

聚合性痤疮属痤疮中较严重的类型,好发于青年男性,发病机制中免疫学因素可能更主要,机体对病原微生物的高度敏感是可能病因之一。临床表现为严重结节、囊肿、窦道及瘢痕,全身症状轻微,偶见低热及关节痛,病情顽固,常持续多年。当本病与化脓性汗腺炎、头部脓肿性穿凿性毛囊周围炎发生于同一患者时,称为反常性痤疮。

2.暴发性痤疮

暴发性痤疮的临床特点是发病突然,皮损以胸背部为主,亦可出现在面部,表现为毛囊性炎症性丘疹、脓疱,有剧烈炎症反应,局部疼痛明显,结节囊肿性皮损较少,并出现发热、关节痛、食欲缺乏、头痛、贫血等全身症状,本病预后可在局部留有色素沉着和浅表性瘢痕,但预后良好。

3.高雄激素性痤疮

高雄激素性痤疮包括多囊卵巢综合征性痤疮、月经前加重性痤疮、迟发性或持久性痤疮。这类痤疮与血清睾酮水平增高有关,病程持续至 30～40 岁或更久,临床表现为面部油脂分泌过多,毛孔粗大,以炎症性丘疹为主,可伴有结节、囊肿、瘢痕形成,有时可伴有多毛、月经周期紊乱等。

此外,雄激素、糖皮质激素、卤素等所致的痤疮样损害称为药物性痤疮;由于母体雄激素在胎儿阶段进入胎儿体内,可引起婴儿发生丘疹、脓疱样皮疹,称婴儿痤疮;多种化妆品、香波、防晒剂、增白剂、发胶及摩丝等均可引起皮脂分泌导管内径狭窄、开口处机械性堵塞或毛囊口的炎症,引发化妆品痤疮。

三、诊断和鉴别诊断

根据好发年龄、皮疹特点、好发部位等易于诊断。痤疮应与酒渣鼻、颜面播散性粟粒性狼疮等进行鉴别。酒渣鼻好发于中年人,皮损分布以鼻尖、两颊、额及颏部为主,患部有毛细血管扩张、丘疹、脓疱,晚期形成鼻赘。面部播散性粟粒状狼疮好发于成年人,皮损主要为半球形或略扁平的丘疹或小结节,呈暗红或褐色,触之柔软,中心坏死,玻片按压丘疹时,可以显出黄色或褐色小点,对称分布在眼睑,鼻唇沟及颊部为多,在下眼睑往往融合成堤状。

四、预防和治疗

治疗原则包括抑制毛囊皮脂腺导管的异常角化、抗雄激素、减少皮脂分泌、抑制微生物增殖、抗炎等,早期进行有效的治疗可防止痤疮瘢痕形成。

(一)一般治疗

应注意清洁,宜用温水及中性肥皂清洁面部以减少油脂附着于面部堵塞毛孔。忌用手挤压及搔抓粉刺,在泌油高峰尚未得到控制之前,原则上不应使用油性化妆品。尽可能避免辛辣刺激性食物,慎用溴、碘类药物。

(二)外用药物治疗

1.维A酸类

0.025%～0.05%维A酸(全反式维A酸)霜或凝胶,有助于粉刺溶解和排出,初用药时有轻度刺激反应,但适应后逐渐消失,故应从低浓度开始,每天晚上使用一次,症状改善后每周外用一次;第三代维A酸类药物如0.1%阿达帕林凝胶、0.1%他扎罗丁凝胶,可每天晚上使用一次,对轻中度痤疮有较好疗效。维A酸外用有一定刺激性,阿达帕林凝胶刺激性较弱。

2.过氧苯甲酰

此药为过氧化物,外用后缓慢释放出新生态氧和苯甲酸,可杀灭痤疮丙酸杆菌,并具有溶解粉刺及收敛作用,可配制成2.5%、5%和10%不同浓度的洗剂、乳剂或凝胶,应从低浓度开始应用。含5%过氧苯甲酰及3%红霉素的凝胶可提高疗效。过氧苯甲酰有一定刺激性。

3.抗生素

抗生素常用红霉素、氯霉素或克林霉素,用乙醇或丙二醇配制,浓度为1%～2%,疗效较好。1%克林霉素磷酸酯溶液是不含油脂和乙醇的水溶性乳液,适用于皮肤干燥和敏感的痤疮患者。

4.壬二酸

壬二酸能减少皮肤表面、毛囊及皮脂腺内的细菌,尤其有抑制痤疮丙酸杆菌的作用及粉刺溶解作用,对不同类型的痤疮均有效。可配成15%～20%霜外用。其不良反应为局部轻度红斑与刺痛。

5.其他药物

2.5%二硫化硒洗剂具有抑制真菌、寄生虫及细菌的作用,可降低皮肤游离脂肪酸含量;5%硫黄洗剂、1%～2%水杨酸制剂能杀菌或改善毛囊口的角化异常,对痤疮也有一定的疗效。

(三)系统药物治疗

1.抗生素

口服抗生素是治疗中重度痤疮有效的方法之一。结合抗生素的药代动力学特点,特别是选择性分布于皮脂溢出部位,应首选四环素类,其次是大环内酯类,其他如甲硝唑也可酌情使用。通常优先选择新型四环素,如米诺环素、多西环素等。米诺环素的用法为口服 0.1 g/d,可一次或分两次口服,连服 6～12 周。

2.异维 A 酸

口服异维 A 酸是治疗重度痤疮的标准方法,可作用于痤疮发病的所有病理生理环节,减少皮脂分泌,控制异常角化和黑头粉刺的形成,并抑制痤疮丙酸杆菌,对结节性、囊肿性和聚合性痤疮效果好,一般剂量为 0.25～0.5 mg/(kg·d),3～4 个月为 1 个疗程,不良反应有皮肤黏膜干燥、脱屑、血脂升高、抑郁等,故应注意血液学,肝、肾功能、情绪等变化,另外本药还有致畸作用,育龄期男女服药期间应避孕。

3.抗雄激素药物

(1)复方醋酸环丙孕酮:每片含醋酸环丙孕酮 2 mg 和乙炔基雌二醇 0.035 mg,本药有抗雄激素作用,同时又能抑制排卵兼有避孕作用,适用于患有痤疮而月经不正常或月经前痤疮皮损加剧的女性患者。其用法为在月经来潮第 1 天开始,1 粒/天;连服 21 天,停药 7 天为 1 个疗程,月经再次来潮时再继续上法服用,3～4 个疗程后有较明显疗效。

(2)螺内酯:轻度抗雄性激素作用,60 mg/d,对部分患者有效,可与其他药物合用,应定期查血钾和测血压。

(3)西咪替丁:可与二氢睾酮竞争雄激素受体,用法为 0.6 g/d 口服。

4.糖皮质激素

小剂量糖皮质激素具有抗炎作用,适用于严重结节性痤疮、聚合性痤疮、囊肿性痤疮的炎症期和暴发性痤疮,常用泼尼松 15～30 mg/d。对严重的结节或囊肿性痤疮可选用皮损内注射糖皮质激素,常用复方倍他米松或曲安奈德混悬液 0.3～1.0 mL 皮损内注射,每 2～3 周一次,可根据患者情况注射 3～4 次,不宜长期反复使用,以免出现不良反应。

(四)物理治疗

1.光动力治疗

联合应用红蓝光照射以及 5-氨基酮戊酸,可通过光动力学效应破坏痤疮丙酸杆菌和减轻炎症反应。主要不良反应有疼痛、结痂、红斑和色素沉着。

2.痤疮瘢痕的激光治疗

应于痤疮得到基本控制的年龄阶段后期对瘢痕进行治疗。萎缩性瘢痕可进行铒激光或超脉冲二氧化碳激光磨削术。

3.果酸治疗

果酸的作用机制是降低角质形成细胞的黏着性,加速表皮细胞的脱落及更新,同时刺激真皮胶原合成。治疗方案为果酸浓度逐步提高,每 2～4 周 1 次,4 次为 1 个疗程。

4.痤疮的其他辅助治疗

粉刺可用特制的粉刺挤压器将内容物挤出,较大的化脓性皮损有时需切开引流。

痤疮的治疗应当根据患者情况综合考虑,建议进行分级治疗、联合治疗及维持治疗,在治疗过程中根据患者的情况及时调整,体现个体化治疗原则。一般轻度痤疮以局部治疗为主,如外用维 A 酸类药物,外用过氧苯甲酰或外用抗生素;中度痤疮常需要联合系统治疗,如联合口服抗生素、女性患者可联合方醋酸环丙孕酮。重度痤疮除外用药物外,可选用口服异维 A 酸,对炎症性丘疹脓疱较多者,也可联合系统应用抗生素,个别炎症剧烈者可短期应用糖皮质激素,部分患者可用光动力疗法。在症状得到改善后,不应立即停药,可进行维持治疗以防复发,维持治疗方案包括局部外用维 A 酸、过氧苯甲酰等,维持治疗往往需要3～6 个月。

第二节　斑　秃

斑秃为一种突然发生的局限性斑片状脱发,可发生于身体任何部位。

一、病因和发病机制

病因尚不完全清楚,目前认为可能与遗传、情绪应激、自身免疫等因素有关,约 25% 患者有家族史,神经、精神因素被认为是重要的诱发因素。

斑秃常与一种或多种自身免疫性疾病并发,桥本甲状腺炎、糖尿病、白癜风患者及其亲属患本病的概率比正常人明显增高,斑秃患者体内存在自身抗体;有学者认为斑秃的发病与生长期毛囊丧失免疫赦免有关。

二、临床表现

斑秃可发生于任何年龄,以青壮年多见。典型表现为突然出现的圆形或椭圆形、直径 1～10 cm、数目不等、边界清楚的脱发,患处皮肤光滑,无炎症、无鳞屑、无瘢痕。按病期可分为进展期、静止期及恢复期,进展期脱发区边缘头发松动,很易拔出(轻拉试验阳性),拔出头发,光镜下可见毛干近端萎缩,呈上粗下细的感叹号样,如损害继续扩大,数目增多,可互相融合成不规则的斑片;静止期时脱发斑边缘的头发不再松动,大多数患者在脱发静止3~4个月后进入恢复期;恢复期有新毛发长出,最初出现细软色浅的绒毛,逐渐增粗,颜色变深,最后完全恢复正常。

病程可持续数月至数年,多数能再生,但也能再次发生;脱发越广泛,复发机会越多,痊愈机会越少。头皮边缘部位(特别是枕部)毛发较难再生。斑秃继续发展出现头发全部脱失,称为全秃。严重者眉毛、睫毛、腋毛、阴毛和全身毳毛全部脱落,则称为普秃。全秃和普秃病程可迁延,发病年龄越小,越难恢复。

三、诊断和鉴别诊断

根据临床突发性斑状秃发易于诊断。本病应与假性斑秃及头癣鉴别。假性斑秃是一种多发性圆形、椭圆形或不规则形头皮萎缩性斑片,往往由扁平苔藓等导致,逐渐出现毛囊萎缩和永久性脱发,秃发部位皮肤萎缩变薄,毛囊口消失,秃发区境界清楚,但边缘不规则。头癣仅发生于儿童,为不完全脱发,毛发易折断,残留毛根,附有鳞屑或癣痂,断发中可查到真菌。

四、预防和治疗

(一)一般治疗

去除可能的诱发因素,注意劳逸结合。向患者解释病程及预后,绝大多数斑秃可在6~12个月内自行痊愈。对秃发范围广或全秃、普秃患者,可戴假发。

(二)局部治疗

(1)用2%或5%米诺地尔酊剂或霜剂、10%辣椒酊等,可改善头皮局部血液循环、促进毛发生长,一般每日外用2次,2~3个月可有毛发新生。

(2)秃发区用泼尼松龙混悬液或复方倍他米松注射液进行多点皮内注射,每3~4周1次,一般3~4次后可见效。

(三)系统药物治疗

系统药物治疗可用胱氨酸、泛酸钙、维生素B族等口服。对于精神紧张、焦虑、失眠的患者可给予镇静剂如地西泮等。对急性期重度斑秃包括全秃及普秃可口服泼尼松,每日10~20 mg/d,数周后逐渐减量,维持数月,一般1个月内即有头发生长,宜缓慢减量,减药过快或停药过快易致复发,应注意长期应用糖皮质激素的不良反应。

第三节 多 毛 症

多毛症是指血液循环中雄激素生成增多,造成体毛密度增加、变长、变多,超过正常生理范围的症状。

一、病因和发病机制

(一)卵巢疾病导致的多毛症

卵巢疾病导致的多毛症最常见于多囊卵巢综合征,占多毛症的 90%,其典型临床表现为月经失调、不育、肥胖和多毛。

(二)肾上腺疾病导致的多毛症

1.先天性肾上腺皮质增生

先天性肾上腺皮质增生为常染色体隐性遗传,以 21-羟化酶缺乏最为常见。由于此酶缺乏,使皮质醇合成减少,反馈促进促肾上腺皮质激素分泌以代偿皮质醇合成之不足,继而导致其中间产物雄激素大量合成和分泌。

2.肾上腺肿瘤

单纯分泌雄激素的肾上腺肿瘤临床少见,多伴有男性化表现。

3.库欣综合征

无论是肾上腺皮质肿瘤、异位内分泌肿瘤或垂体分泌过量促肾上腺皮质激素(ACTH)引起的库欣综合征,都可促使皮质醇及其中间产物雄激素的过量分泌,诱发多毛症。

(三)药物性多毛症

外源性雄激素可导致多毛症。甲睾酮、丹那唑和其他合成类固醇都可能引发毛发过度生长和痤疮。

(四)特发性多毛症

特发性多毛症指不能确定病因的多毛症。5%~6%的多毛症患者属此类。

二、临床表现

毛发生长过盛,主要表现为颜面、耳前、口周、胸前、乳头周围、腋窝、背部、下腹部、阴毛多而浓密。

三、诊断和鉴别诊断

多毛症的诊断一般不难,在体毛稀少部位出现多毛者即应考虑诊断。应注意与多囊卵巢综合征、肾上腺皮质增生、肾上腺皮质腺瘤、肾上腺皮质癌、卵巢肿瘤及异位 ACTH 综合征等鉴别诊断。

四、预防和治疗

治疗原则为寻找和去除诱因,积极寻找原发病灶,广泛多毛症可系统应用抗雄激素药物。

(一)药物治疗

1.抑制肾上腺皮质增生药物

有迟发型先天性肾上腺皮质增生时,可用糖皮质激素类药物,如泼尼松每晚 2.5 mg 口服,或用地塞米松 0.25～0.5 mg,每晚睡前口服。

2.抑制卵巢雄激素分泌药物

口服避孕药:多用于治疗特发性多毛症,可用复方炔诺酮片,每片含炔雌醇 0.35 μg,加炔诺酮 0.5 mg,每日 1 次,21 天为 1 个周期,疗程为半年至 1 年。

3.其他拮抗雄激素作用的药物

其他拮抗雄激素作用的药物有以下几种。①螺内酯:一般每天用量为 60～180 mg,分 3 次口服。②环丙孕酮:一般每天用量为 10～100 mg,连用 5～14 天,可与其他药联合应用,如与炔雌醇 30 μg/d 合用,对合并有痤疮的女性多毛症效果较佳。

(二)脱毛

应用红宝石、半导体激光、Nd:YAG 激光或强脉冲光照射治疗,疗效肯定。不良反应常见局部红肿、红斑、瘀斑、色素沉着等。

第四节 多 汗 症

多汗症是指在正常生活环境和条件下患者局部或全身皮肤异常多汗。全身性多汗症少见,常发生在身体的某些部位。

一、病因和发病机制

多汗症的原因可分为疾病性和功能性两种。前者见于内分泌失调或激素紊乱，如甲状腺亢进、垂体功能亢进、妊娠、糖尿病、神经系统疾患等；功能性多汗则与精神性因素有关，为交感神经功能失调所致。

本病的发生可能为各种因素导致交感神经冲动增加、乙酰胆碱分泌量增多而导致的多汗；或由于汗腺神经紧张性增加，对于正常强度的神经性和非神经性刺激的出汗反应增强。服用大剂量糖皮质激素时也常出现多汗。

二、临床表现

多汗症可分为两型，局限型多汗和泛发型多汗。

(一)局限型多汗

男女均可发生局限型多汗，多见于掌跖、腋下、腹股沟、会阴部，其次为前额、鼻尖和胸部，其中以掌跖最为常见，无明显季节区别。常初发于儿童或青春期，一般持续数年，至 25 岁以后常自然减轻。患者常伴有外周血液循环功能障碍，如手足皮肤湿冷、青紫或苍白、易患冻疮等。足部多汗由于汗液蒸发不畅，致足底皮肤浸渍发白，伴脚臭，并易继发细菌和真菌感染。腋窝部及阴部多汗时，同时伴有臭汗症。由于该部位皮肤薄嫩，经常潮湿摩擦，易发生擦烂性红斑，伴发毛囊炎、疖等。

(二)泛发型多汗

泛发型多汗主要是由于其他疾病引起的全身广泛性多汗，如感染性高热，由于神经系统的调节或口服退热剂，通过出汗进行散热。其他如中枢神经系统损伤（包括皮质及基底神经节）、脊髓及周围神经损伤也可发生全身多汗。

三、预防和治疗

避免精神紧张及情绪激动，由其他疾病导致者应针对病因进行治疗。

(一)外用药物治疗

注意保持皮肤清洁。常用收敛性药物如 5％明矾溶液、5％鞣酸溶液或 2％～4％甲醛溶液，腋部多汗者可外用 20％氯化铝乙醇溶液，用药前应先将腋部擦干，每晚睡前外用，连续 7 天。

(二)系统药物治疗

某些镇静药如溴剂、苯巴比妥、氯丙嗪、谷维素等对情绪性多汗症有效。抗胆碱能药物如阿托品、颠茄、溴丙胺太林等内服有暂时效果,但可致口干、皮肤潮红、心悸等不良反应。

(三)注射治疗

A 型肉毒杆菌毒素(BTA)可用于治疗腋窝多汗症,对掌跖多汗症亦有效。BTA 可通过阻止胆碱能神经元释放乙酰胆碱发挥作用。注射部位的皮肤 4～6 个月基本不出汗,常见不良反应为注射部位疼痛和肌无力,均为暂时性。

(四)物理治疗

用自来水及直流电进行电离子透入疗法,适用于手足多汗症。

(五)手术治疗

其他治疗无效时可以考虑手术治疗。切除汗腺对腋部多汗症通常有效,交感神经切除术对手足多汗症有良好疗效。

第五节 臭 汗 症

臭汗症是指汗腺分泌液具有特殊臭味或汗液及皮肤表面污物被分解而释放出臭味的一类疾病。臭汗症可来源于外泌汗腺也可以来源于顶泌汗腺。通常以腋窝、足部和会阴部为多,典型疾病如腋臭。

一、病因和发病机制

外泌汗腺引起的臭汗症多由表皮细菌分解汗液和皮肤表面污物引起,常与多汗症伴发,以足趾和趾间常见。一些代谢性疾病患者由于汗液含有的特殊物质具有特殊臭味,如苯丙酮尿症患者的汗液具有"霉"味或"鼠尿"味。一些患者服用药物或食用大蒜和生葱等后产生的某些成分可由外泌汗腺随汗液排出而产生臭味,引起全身性臭汗症,如使用青霉素或溴剂的患者。

顶泌汗腺引起的臭汗症多由该部位各种细菌与顶泌汗腺分泌物中所含的有机物起作用后产生的不饱和脂肪酸和氨所致,一般引起局部臭汗症,最常见的为腋臭。

二、临床表现

臭汗症多见于多汗、汗液不易蒸发和顶泌汗腺所在的部位,如腋窝、腹股沟、足部、肛周、外阴、脐部及女性乳房下等处,而以足部和腋下最为常见。足部臭汗症表现为足底和脚趾间发出臭味,常与足部多汗症伴发。腋部臭汗症又称腋臭,为腋窝部发出特殊的刺鼻臭味,天热汗多或运动后最为明显,可同时伴有色汗(以黄色多见),年轻女性多见,常有家族史。少数患者的外阴、肛门和乳晕等部位也可累及,由于顶泌汗腺的分泌受性激素影响,所以本病在青春期后较严重,老年期则逐渐减轻或消失。代谢性疾病、服用药物或进食特殊食物引起的臭汗症表现为全身臭味,同时患者唾液和尿液可能具有相同气味,因此一些全身泛发臭汗症可为系统性疾病诊断提供线索。

三、治疗与预防

臭汗症的患者首先要明确病因,有代谢性疾病的需进一步明确诊断,由药物或特殊食物引起的需尽量避免服用。无特殊病因的患者应注意清洁卫生,经常洗澡,勤换衣袜,保持皮肤干燥与清洁。腋臭患者可将腋毛刮去,以减少局部寄生菌数量。

(一)外用药物治疗

局部臭汗症可外用2%~4%甲醛溶液、20%氯化铝无水乙醇溶液等;足臭可用1:5 000高锰酸钾溶液浸泡,每天30分钟,共数周;腋臭可用腋臭粉(枯矾30 g、蛤蜊壳粉15 g、樟脑15 g共研细末);局部臭汗症也可使用肉毒素局部注射。

(二)物理治疗

腋臭可选择高频电针刺入毛根破坏顶泌汗腺及其导管;激光脱毛亦有微效;物理治疗疗效有限。

(三)手术治疗

腋臭可采用小切口剥离术。

第六节 石棉状糠疹

石棉状糠疹又名石棉状癣,病因不明,好发于青少年头皮。

一、诊断

（1）毛发鞘为本病最明显症状，毛发近端有 1 个或 2～3 个纯白色而无光泽的鞘状物，包围毛发，可上下移动。

（2）糠状鳞屑为小片状，呈石棉样纯白色，毛发近端鳞屑黏着呈屋瓦状。

（3）毛囊口呈棘状隆起。

（4）皮肤无明显炎症，头发可因厚积鳞屑而集拢成束状，但毛发本质常不受侵犯。

二、鉴别诊断

（一）头部银屑病

头部皮损颜色鲜红，表面覆有多层银白色鳞屑，皮损处可见束状发，身体其他部位有红斑、鳞屑损害。

（二）白癣

灰白色的鳞屑斑呈卫星状分布，鳞屑不将毛发端黏着成块，头发无光泽，易折断，真菌检查阳性。

（三）脂溢性皮炎

脂溢性皮炎表现为片状灰白色糠秕样鳞屑，蔓延整个头皮，毛发稀疏，可自觉瘙痒。

三、治疗

（1）每日洗头后涂 1％硫化硒混悬液。

（2）局部用角层剥离剂，如 5％水杨酸软膏。

（3）5％硫磺软膏外用。

第七节　脂溢性皮炎

脂溢性皮炎是好发于皮脂溢出部位的一种红斑鳞屑性炎症皮肤病，通常自头部开始向下蔓延至其他脂溢部位，伴有不同程度的瘙痒，成人及新生儿多见。

一、诊断要点

(一)好发人群

脂溢性皮炎好发于成人及新生儿,病因不明,可能存在着先天性脂溢性素质以及与某些微生物有关,特别是卵圆形糠秕孢子菌。

(二)好发部位

脂溢性皮炎好发于皮脂腺分布较多的部位,如头皮、面部、耳后、腋窝、上胸部、肩胛间、脐窝、乳房下、外阴及肛周等处。

(三)皮损表现

初发皮损为毛囊性红色丘疹,相互融合成大小不等的黄红色斑片,上覆油腻性鳞屑或痂皮,境界清楚,本病往往局限于头皮。轻者表现为较多的糠样鳞屑,基底无明显炎症,所谓头皮屑或干性糠疹;较重者则基底发红,上覆油腻性鳞屑,可有渗出和结痂。头皮损害较久者可引起脱发。部分病例可向面部、耳后及躯干发展。婴儿脂溢性皮炎,常在出生不久至 1 个月左右发病,头皮局部或全部附有厚薄不等的油腻性黄褐色鳞屑或鳞屑痂,并常侵犯眉毛、眉间、鼻唇沟及耳后等处。表现为较细碎和颜色较白的鳞屑,个别泛发形成脱屑性红皮病。

(四)病程

慢性病程,伴有不同程度痒感。可伴发脂溢性脱发、痤疮、酒渣鼻,皮损范围广泛者可呈红皮病样。

(五)鉴别

本病需与头皮银屑病、玫瑰糠疹、湿疹、体癣相鉴别。

二、治疗

(一)全身治疗

1.维生素类

患者可服维生素 B_2 5～10 mg,每日 3 次口服;维生素 B_6 10～20 mg,每日 3 次口服;复合维生素 B 2 片,每日 3 次口服;肌内注射维生素 B_{12} 0.5 mg,每日 1 次。

2.抗生素

如四环素 0.25～0.5 g,每日 4 次口服;红霉素 0.25～0.5 g,每日 4 次口服,连服 1 月。

3.抗组胺剂

瘙痒剧烈者可口服抗组胺剂如马来酸氯苯那敏 4 mg,每日 3 次口服。

4.螺内酶

螺内酶每次 20 mg,3 次/天,口服。

5.皮质内固醇激素

炎症明显或皮损的范围较大时,可短时给予皮质类固醇激素如强的松 10 mg,每日 3 次口服。

(二)局部治疗

(1)类固醇皮质激素类外用:1％氢化可的松霜剂、醋酸氟轻松及氯氟舒松霜每日 1～2 次外搽。

(2)抗生素制剂:1％红霉素酊、1％氯霉素雷锁辛酊外搽。

(3)咪唑类:具有抗糠秕孢子菌如 2％的酮康唑霜,每日 2 次外搽;2％咪康唑霜,每日 2 次外搽;1％联苯苄唑霜或溶液,每日 2 次外搽。

(4)可用各种硫黄制剂,如 5％硫黄霜或 5％硫黄洗剂,每日 1～2 次外搽; 2.5％硫化硒洗剂、2％采乐洗剂每周 2 次洗头或外搽。

第八节 酒 渣 鼻

酒渣鼻是一种发生于面部中央的慢性病,病因未明。胃肠道功能障碍、精神因素、病灶感染、嗜酒、辛辣食物、冷热刺激、毛孔内毛囊虫的寄生可能是其诱发因素。

一、诊断

本病发病者多数为中年人,女性较多,但是病情严重的常是男性患者。一般无自觉症状。发生在面部中央,特别是鼻部、两颊、眉间及下颌部。

(一)红斑期

发病初期为暂时性阵发性红斑,以后红斑持续不退,伴毛细血管扩张。

(二)丘疹期

数月或数年后出现针头至黄豆大丘疹和丘脓疱。

(三)鼻赘期

病情长期不愈,局部组织肥厚,形成鼻赘,呈紫红色结节状,表面凹凸不平,毛细血管扩张显著,毛囊口明显扩大,皮脂分泌旺盛。

二、鉴别诊断

(一)痤疮

痤疮好发于青春期男女,皮损除侵犯面部外,胸背部也常受侵犯,有典型的黑头粉刺,鼻部常不受侵犯。

(二)脂溢性皮炎

脂溢性皮炎分布部位较为广泛,不只局限于面部,有油腻状鳞屑,不发生毛细血管扩张,常有不同程度的瘙痒。

三、治疗

(1)去除诱因,避免刺激性食物,如酒、咖啡、可可等。

(2)四环素口服,每日 0.25 g,共 3～6 个月。

(3)甲硝唑 0.2 g,每日 2 次,6 周为 1 个疗程,可持续 3 个月。

(4)局部外用 5％硫磺霜或复方硫磺洗剂、1％甲硝唑乳膏等。

(5)鼻赘期可做整形手术。

(6)毛细血管扩张可以使用泵脉冲染料激光(585 nm)和电解治疗。

第九节 口 周 皮 炎

口周皮炎是一种主要发生在口周的红斑、丘疹和脓疱性皮炎。

一、诊断要点

(1)本病以 10～15 岁小孩及 20～35 岁女性多见。

(2)口周皮炎好发于口周、颜面部的鼻部,唇红部不受累,但可侵犯眉间,上下睑的下方。

(3)皮损特征为对称分布于口周的红斑、丘疹、丘疱疹、脓疱及鳞屑。

(4)慢性经过,伴有不同程度的痒感或烧灼感。

(5)本病需与脂溢性皮炎、酒渣鼻、接触性皮炎相鉴别。

二、治疗

(一)全身治疗

患者可口服四环素每次 500 mg,2 次/天,口服,连服 3 周;然后减为每次 250 mg,2 次/天,口服;再服 3 周。大剂量的维生素 C 1.0～3.0 g/d,口服。

(二)局部治疗

患者可外用 5％过氧化苯酰霜剂,每日 2～3 次。1％～1.5％红霉素霜或 0.5％四环素霜,每日 2～3 次外用。1％氢化可的松霜,每日 2 次外用。

三、其他治疗

(1)停用含氟类固醇皮质激素及氟化牙膏。
(2)避免烈日照射。

参 考 文 献

[1] 陈军生.皮肤性病与皮肤美容学[M].长春:吉林科学技术出版社,2020.

[2] 肖国仕,高积慧.皮肤病诊疗手册[M].郑州:河南科学技术出版社,2019.

[3] 崔俊杰.现代皮肤科基础与临床[M].哈尔滨:黑龙江科学技术出版社,2019.

[4] 李红毅,陈达灿.皮肤病学[M].北京:科学出版社,2020.

[5] 陈华.现代皮肤病诊疗与护理[M].长春:吉林大学出版社,2019.

[6] 艾华.皮肤病实用手册[M].北京:人民卫生出版社,2019.

[7] 丁小洁.临床皮肤病的治疗技术[M].重庆:重庆大学出版社,2020.

[8] 付伟.实用皮肤病诊疗及预防护理[M].长春:吉林大学出版社,2020.

[9] 赖维.简明皮肤科诊疗手册[M].北京:科学出版社,2019.

[10] 崔存柱.皮肤科疾病诊治[M].北京:科学技术文献出版社,2020.

[11] 刘学伟.新编皮肤性病诊疗学[M].北京:中国纺织出版社,2019.

[12] 刘玉磊,严晓峰,赵珉.皮肤科疾病诊疗学[M].南昌:江西科学技术出版社,2019.

[13] 叶兴东.实用皮肤性病的诊断与治疗[M].北京:科学技术文献出版社,2019.

[14] 常建民.皮肤病病例精粹[M].北京:北京大学医学出版社,2020.

[15] 姚战非.新编皮肤病临床诊疗精要[M].哈尔滨:黑龙江科学技术出版社,2018.

[16] 杨钧.现代皮肤病性病学[M].哈尔滨:黑龙江科学技术出版社,2019.

[17] 韦无边.新编皮肤专科诊疗精粹[M].天津:天津科学技术出版社,2020.

[18] 樊超.皮肤病诊疗与传染病防治[M].天津:天津科学技术出版社,2020.

[19] 侯贻魁.临床皮肤科疾病诊疗[M].北京:中国纺织出版社,2020.

[20] 王丽昆.皮肤病诊断与治疗方法[M].哈尔滨:黑龙江科学技术出版社,2018.

[21] 翟翊然.现代皮肤性疾病综合治疗[M].天津:天津科学技术出版社,2020.

[22] 侯德永.常见皮肤病的诊断与防治[M].长沙:中南大学出版社,2019.

[23] 董秀平.皮肤病诊断与治疗方法[M].天津:天津科学技术出版社,2020.

[24] 丁江,李金辉,刘玉磊.皮肤外科与美容[M].南昌:江西科学技术出版社,2019.

[25] 姚树兰.现代皮肤性病诊治精要[M].沈阳:沈阳出版社,2020.

[26] 罗玮,张旭,王明.现代皮肤病与性病学[M].昆明:云南科技出版社,2020.

[27] 王宝玺.皮肤病与性病诊疗常规[M].北京:中国医药科技出版社,2020.

[28] 陈爱萍.常见皮肤病临床诊治[M].北京:科学技术文献出版社,2019.

[29] 杨东生.简明皮肤性病学[M].昆明:云南科技出版社,2019.

[30] 曹璨.皮肤病诊疗思维与临床实践[M].长春:吉林科学技术出版社,2020.

[31] 王伟,刘颉.现代皮肤病临床诊治策略[M].北京:科学技术文献出版社,2020.

[32] 刘洪波.皮肤性病学[M].北京:北京大学医学出版社,2019.

[33] 李若瑜,陆前进.皮肤病学与性病学[M].北京:北京大学医学出版社,2019.

[34] 黄南.现代皮肤病诊疗学[M].天津:天津科学技术出版社,2019.

[35] 张维芝,张维峰,张德庆.带状疱疹的临床类型探讨[J].特别健康,2020,(4):155-156.

[36] 李小燕,聂磊,许静.痤疮患者皮肤敏感性的临床分析与治疗[J].现代临床医学,2021,47(1):6-7.

[37] 韩阳,李晓东.细菌生物膜与皮肤病相关性研究进展[J].中国麻风皮肤病杂志,2020,36(7):445-448.

[38] 张焕梅.卢立康唑乳膏联合柳烯酸溶液喷雾剂治疗马拉色菌毛囊炎疗效观察[J].中国真菌学杂志,2020,15(1):52-54.

[39] 程颖,陈丹.儿童浅部真菌感染的临床分析[J].中国真菌学杂志,2020,(5):288-292.

[40] 潘娥,孙仁山.荨麻疹的流行病学研究进展[J].皮肤性病诊疗学杂志,2020,27(4):291-294.

巍巍交大　百年书香
www.jiaodapress.com.cn
bookinfo@sjtu.edu.cn

责任编辑　郑月林　黄亚平
封面设计　宗　宁

临床常见皮肤疾病预防与诊治
LINCHUANG CHANGJIAN PIFU JIBING YUFANG YU ZHENZHI

扫描二维码
关注上海交通大学出版社
官方微信

ISBN 978-7-313-25398-9

9 787313 253989 >

定价:198.00元